La Biotista

STOP

AUX COSMÉTIQUES PÉTROCHIMIQUES

TRANSITION VERS UNE BEAUTÉ AU NATUREL

Recommandations

Avant la réalisation des recettes présentes dans cet ouvrage, veillez à respecter les règles d'hygiène de base. Il est important de bien désinfecter les ustensiles, les bols et les pots/flacons que vous allez utiliser avec de l'alcool de pharmacie. Lavez-vous les mains et essuyez-les soigneusement avant de manipuler les ingrédients.

Avertissement

L'auteure et l'éditeur déclinent toute responsabilité pour tous effets indésirables, pertes ou dommages à l'utilisation des informations contenues dans ce livre. Les recettes et les formules sont proposées à titre indicatif et sont sous la responsabilité de l'utilisateur. Les personnes ayant des problèmes de santé ou d'allergies sont invitées à lire la composition de chaque recette ou formule et à se rapprocher de leur médecin en cas de doute.

La Biotista

STOP
AUX COSMÉTIQUES PÉTROCHIMIQUES

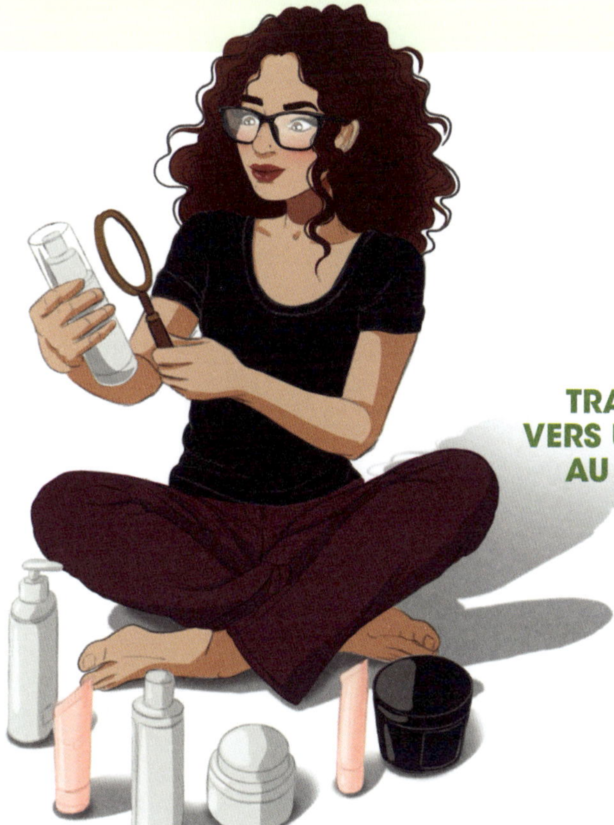

TRANSITION VERS UNE BEAUTÉ AU NATUREL

édition La plage

AVANT-**PROPOS**

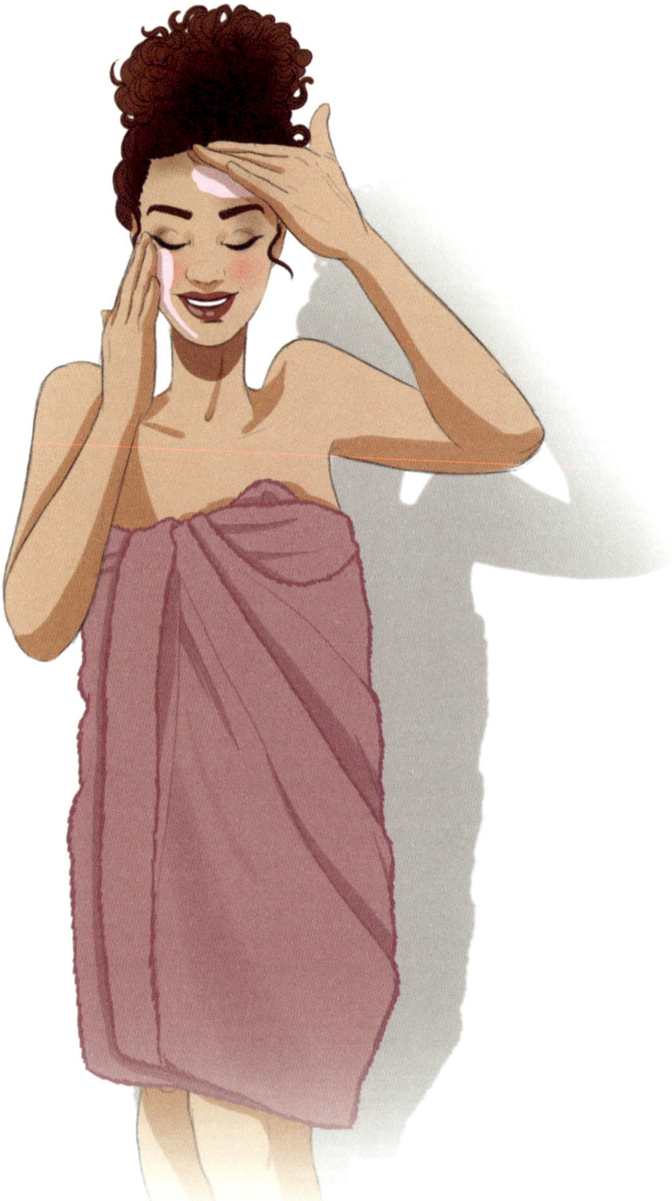

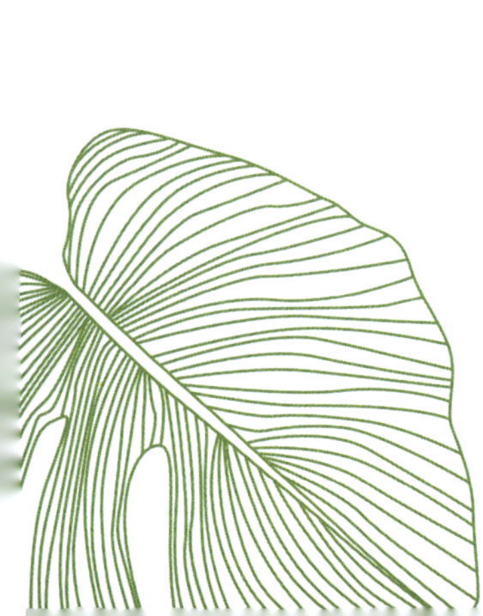

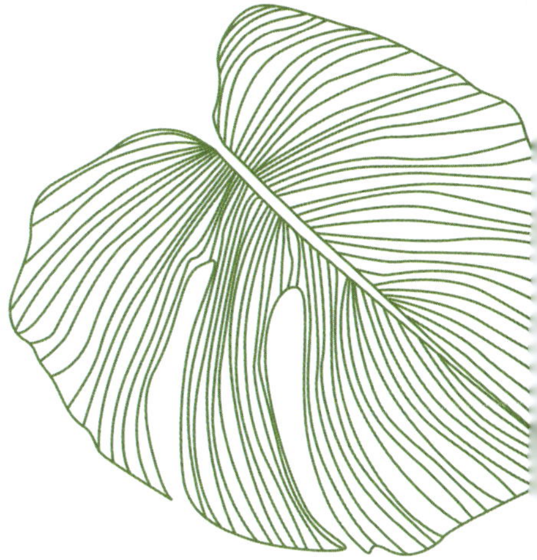

Tout a commencé en 2013 à l'âge de 27 ans. Après un événement tragique et les grossesses difficiles qui ont suivi, ma peau a très mal réagi : elle est devenue pleine de rougeurs, très sensible, avec des poussées de kystes. Je venais de déclarer de **l'acné rosacée**. Pourtant, avant cela, j'avais une peau de bébé : aucune imperfection, une peau lisse. Le rêve ! Je n'ai même pas connu l'acné juvénile.

Pour savoir de quoi je souffrais, je suis directement allée voir un dermatologue, qui a d'abord diagnostiqué des kystes. Je suis ressortie de la consultation avec une prescription d'une crème chimique, au peroxyde, qui n'a pas du tout arrangé les choses, bien au contraire. Ma peau était encore plus rouge, à vif, me faisait mal et elle était totalement déshydratée, jusqu'à peler…

Quand j'étais maquillée, ma peau buvait littéralement mon fond de teint ; je me retrouvais avec des plaques affreuses sur le visage.

C'en était trop pour moi ! Étant donné que mes produits du quotidien aggravaient encore plus l'état de ma peau, je me suis donc penchée sur leur composition. À partir de ce moment-là, je suis entrée dans un univers que je ne connaissais absolument pas et dont je ne soupçonnais même pas l'existence.

Au même moment, en 2016, j'ai commencé à partager mes recherches sur les compositions cosmétiques et ma transition vers une beauté *green* sur Instagram. Quelle ne fut pas ma surprise quand j'ai vu de nombreuses personnes commenter mes publications, s'abonner, allant même jusqu'à partager mes recherches… C'est d'ailleurs en grande partie grâce à Yasmine K. (@ely_killeuse) que mon compte s'est fait connaître par un plus grand nombre. Un grand merci à elle pour son soutien sans faille.

Pourquoi La Biotista ?

J'ai mis un long moment à comprendre que des personnes me faisaient confiance pour leurs choix cosmétiques. J'ai réfléchi de longs mois au pseudo que je voulais. Il me fallait quelque chose de *girly* mais où apparaissait aussi clairement ma ligne éditoriale. Après plusieurs mois de réflexion j'ai enfin trouvé celui qui me correspondait. De là est né mon Instagram « La Biotista » !

Au fur et à mesure de mes partages…

Ma salle de bains est donc devenue totalement naturelle. Et j'en suis vraiment fière (moi, l'ancienne accro aux cosmétiques conventionnels pétrochimiques de luxe).

Je ne prétends pas être irréprochable ou avoir la science infuse mais j'essaye de faire de mon mieux. Je reste avant tout une femme qui aime les cosmétiques mais qui fait le plus possible attention à ce qu'elle achète, afin de donner le meilleur à sa famille.

C'est la raison pour laquelle, dans ce livre, je vais partager avec vous mes astuces et clés pour faciliter votre transition vers une beauté naturelle, garantie sans *greenwashing*.

Cependant, passer à une cosmétique plus naturelle ne relève pas non plus d'un miracle. Vous ne serez pas débarrassé de vos problèmes de peau ou de cheveux en un claquement de doigts. Passer à la cosmétique naturelle, c'est aussi apprendre à consommer autrement et déconstruire certaines croyances bien ancrées.

Ne doutez pas de vous ! Si j'ai pu décrypter et comprendre les compositions, trouver de bons produits naturels pour ma peau et mes cheveux, alors tout le monde le peut ! Patience et persévérance sont de mise.

Lydia

SOMMAIRE

AVANT-**PROPOS**

Pourquoi la Biotista ? 5
Au fur et à mesure de nos partages… 5

SE PRÉPARER **À LA TRANSITION**

Différence entre un cosmétique conventionnel, un cosmétique naturel et un cosmétique bio et naturel 9
Les cinq raisons pour passer à la cosmétique bio et naturelle 10
Se méfier du *greenwashing* 10
Les astuces anti*greenwashing* 12
Identifiez les composants controversés 13
Dirigez-vous vers des magasins bio et des sites en ligne dits « *green* » 23
Complétez vos recherches avec des sites de décryptage ou des applications cosmétiques 23
Qu'est-ce qu'une liste INCI ne dit pas ? 23

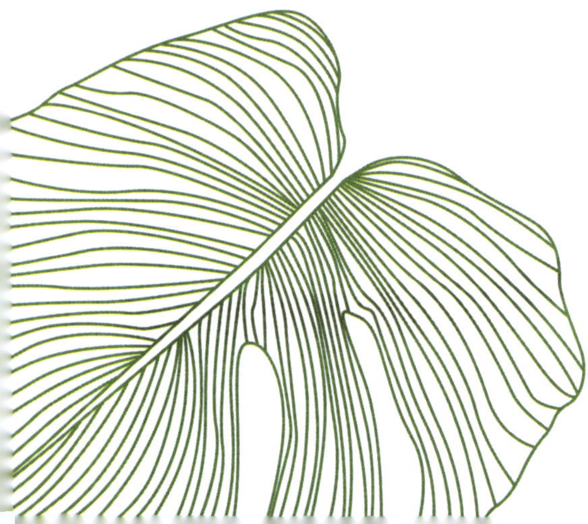

PAR OÙ **COMMENCER ?**

Faites le tri dans vos produits cosmétiques 25
Remplacez vos cosmétiques progressivement 25
Simplifiez votre routine 25
Soyez patient 25
N'achetez rien sans vérifier les listes INCI 25

TRANSITION VERS DES **COSMÉTIQUES NATURELS**

Zoom sur… 27
Transition pour les cheveux 31
Treize facteurs qui endommagent vos cheveux 32
Définir son type de cheveux 34
La porosité capillaire 35
La densité capillaire 35
L'épaisseur des cheveux 36
Le plan d'action 37
La clarification au bicarbonate de soude 38
La clarification à l'argile blanche ou verte 38
Composez votre routine capillaire 39
Les bons gestes à adopter 40
Les soins capillaires complémentaires 44
Colorer ses cheveux naturellement 45

Et les cheveux décolorés dans tout ça ? 47

Gommage capillaire minute 48
Sérum activateur de pousse 50
Shampoing solide personnalisable 52
Shampoing sec 54
Masque fortifiant minute aux poudres ayurvédiques 55
Masque hydratant minute 56
Masque à la maïzena 57
Gel de lin 58
Gel d'aloe vera 59
Spray hydratant 60

Transition pour le visage 63
Reconnaître son type de peau 64
Les bons gestes à adopter 66
Les soins hebdomadaires 69
L'effet rebond 70
Le jeûne cosmétique 70
Hydratation versus nutrition 70

Huile démaquillante biphasée 71
Masque à l'argile minute 72
Masque détox minute au charbon végétal 74
Masque hydratant minute 75
Sérum anticicatrice 76

Transition pour le corps 79
Les bons gestes à adopter 80

Gommage du corps 84
Chantilly de karité 86
Déodorant 87

Transition pour les hommes 89
Les bons gestes à adopter 90

Huile à barbe 92
Mousse à raser 93

Transition pour les bébés 95
Les bons gestes à adopter 96

Eau nettoyante pour bébés 98
Liniment 100
Poudre naturelle 101

Transition pour les adolescents 103
Les bons gestes à adopter 104
Les soins hebdommadaires 105

Sérum anti-acné 106

POUR ALLER **PLUS LOIN**

Tournez-vous vers la cosmétique zéro déchet en passant aux cosmétiques solides 109
Optez pour un maquillage bio 110
Complémentez-vous avec des compléments alimentaires 110
Tableau des huiles végétales 111
Tableau des hydrolats 113
Tableau des actifs 114
Tableau des beurres végétaux 116
Tableau des poudres ayurvédiques 116
Tableau des argiles 117
Tableaux des poudres de plantes 117

Remerciements 119

SE PRÉPARER
À LA TRANSITION

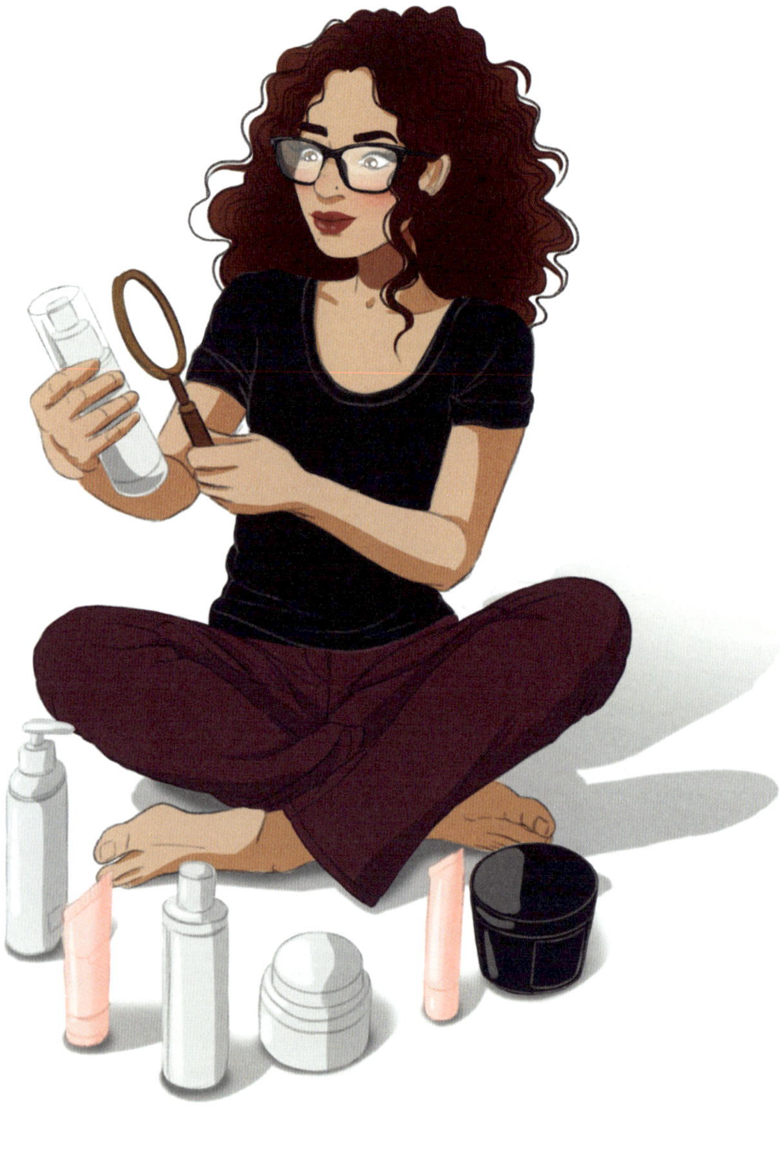

Différence entre un cosmétique conventionnel, un cosmétique naturel et un cosmétique bio et naturel

Sur le marché des cosmétiques, trois grandes catégories de produits existent : les produits conventionnels, les produits naturels et/ou les produits bio. Cette profusion peut dérouter le consommateur, aussi nous allons expliquer leurs différences ainsi que la façon de trouver des produits équivalents à nos anciennes routines.

Les cosmétiques conventionnels : ils représentent la majorité du marché. Ces cosmétiques contiennent de nombreux composants dits chimiques, synthétiques, potentiellement nocifs pour la santé ou, dans le meilleur des cas, inertes (eau, silicones) qui n'apporteront aucun bénéfice à votre peau et à vos cheveux.

Les cosmétiques naturels : un cosmétique naturel contient au minimum 95 % d'ingrédients naturels et est généralement exempt de composants controversés. En dessous de 85 %, on estime que le produit fait partie de la cosmétique conventionnelle.

Un cosmétique naturel peut cependant contenir des ingrédients issus de l'agriculture biologique sans pour autant être labellisé « bio », car obtenir un label biologique peut s'avérer très onéreux pour de jeunes marques. « Naturel » ne garantit pas forcément un produit de bonne composition. Attention au *greenwashing* (voir pages 10 et suivantes).

Les cosmétiques bio et naturels : un cosmétique bio est aussi un cosmétique naturel mais dont une partie est issue de l'agriculture biologique. La cosmétique bio répond à un cahier des charges très précis, qui exclut tout composant controversé tels que les parabènes, les silicones, les perturbateurs endocriniens avérés, les parfums de synthèse ou dérivés d'animaux, et impose un minimum d'ingrédients issus de l'agriculture biologique dans leur formule.

Il sera donc plus facile de vérifier la traçabilité d'un cosmétique bio que d'un cosmétique naturel, qui n'a pas de certification.

Petit détail qui a son importance : un cosmétique bio ne peut pas l'être entièrement. En effet, l'eau n'est pas prise en compte dans ce ratio et représente plus de 50 % d'une formule. Cela a donc un impact sur le ratio minimum obligatoire des ingrédients issus de l'agriculture biologique.

Malgré tout, un cosmétique bio favorise l'utilisation d'hydrolat, composant gorgé d'actifs en complément, voire en remplacement de l'eau.

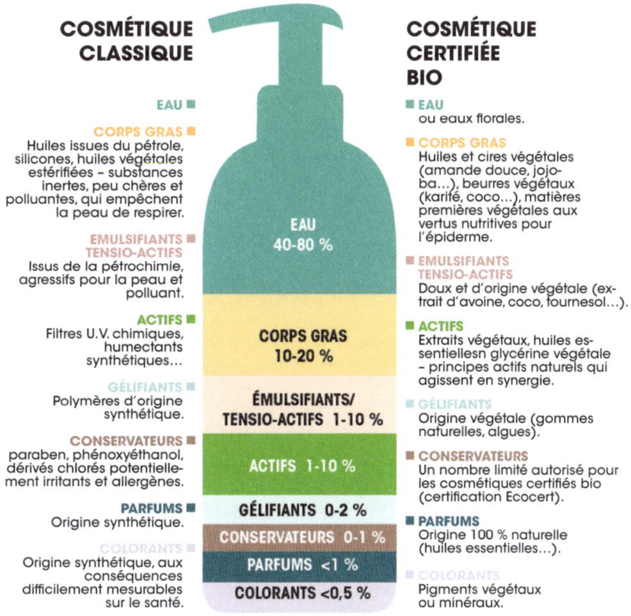

Source : Rita Stiens - La véritié sur les cosmétique naturels - Ed. LEDUC - Paris 2006.

Les cinq raisons pour passer à la cosmétique bio et naturelle

1 Votre santé, votre peau et vos cheveux vous remercieront

Notre corps absorbe tout ce que nous lui appliquons. En utilisant des produits aux mauvaises compositions (composants nocifs ou controversés sans grand bénéfice pour la peau), nous risquons, malheureusement, à plus ou moins long terme, de nous exposer à des maladies de peau et/ou du cuir chevelu. Il est donc particulièrement important de faire attention aux produits utilisés.

2 Découvrir une cosmétique plus éthique

En s'intéressant au monde de la cosmétique naturelle, on se rend vite compte que nous avons été formatés par l'industrie de la cosmétique conventionnelle, une industrie qui pense en termes de profit et de rentabilité mais pas en termes de santé. Les marques biologiques et/ou naturelles, quant à elles, pensent aussi au profit, bien sûr, mais elles se soucient également de la santé du consommateur en proposant des produits exempts de composants controversés (voir page 13 et suivantes) et respectueux de l'environnement et des salariés qui les produisent.

3 Impact écologique réduit

Choisir des cosmétiques naturels et/ou biologiques, c'est aussi choisir des cosmétiques respectueux de la planète. Les processus de production se veulent plus respectueux de l'environnement en évitant pesticides, OGM, silicones, sulfates, huiles minérales et autres composants controversés. Par ailleurs, un effort est fait sur les packagings pour limiter la production de déchets et éviter le suremballage (packaging en verre ou en plastique recyclé, emballages biodégradables, papiers recyclés…) ou encore sur la provenance des matières premières, en privilégiant des circuits courts.

4 Faire des économies

Dans l'inconscient collectif, la consommation de cosmétiques bio est plus onéreuse. Peut-être le pensez-vous déjà si vous avez une routine minimaliste ou que vous achetez uniquement du premier prix. Mais si vous consommez de multiples cosmétiques et que vous utilisez des cosmétiques conventionnels de luxe ou dits professionnels, passer au naturel permettra d'alléger vos routines en utilisant des produits plus qualitatifs et de réaliser ainsi quelques économies.

5 Découvrir des produits efficaces et sensoriels

Passer aux produits naturels ne signifie pas choisir entre efficacité et sensorialité. Actuellement, l'offre s'est beaucoup développée et la sensorialité est mise au centre des produits (odeurs agréables, packagings travaillés…).

Se méfier du *greenwashing*

Attention toutefois, en passant au naturel, de ne pas tomber dans les pièges (griffes) du *greenwashing* !

Le *greenwa*… quoi ? Qu'est-ce que c'est ?

Les entreprises orientent leurs actions marketing et leur communication vers un positionnement écologique pour se donner une image écologique, responsable et naturelle, et ainsi attirer le consommateur.

Les grandes entreprises conventionnelles pétrochimiques sont souvent concernées par le *greenwashing*. Par ce biais, elles cherchent à redorer leur image de marque tout en grignotant des parts de marché de la cosmétique bio et naturelle qui, depuis quelques années, a le vent en poupe.

Comment reconnaître le *greenwashing* ?

Il y a quelques années, il était plus simple de détecter le *greenwashing*. Actuellement, la tâche est plus ardue dans la mesure où les marques conventionnelles pétrochimiques surfent sur les codes de la cosmétique bio et naturelle et proposent également des gammes bio à petits prix.

- **Le packaging « nature »**

La plupart du temps, le packaging est décoré de fleurs, de plantes et avec du vert. Ce packaging veut nous faire penser que ce produit est sain alors que non.

- **L'accent sur l'actif naturel ou l'argument « bio »**

Seuls les ingrédients bio ou naturels vont être mis en avant (par exemple l'huile d'amande douce, l'huile d'argan) alors que dans la composition, ces ingrédients ne représenteront qu'une infime quantité parmi les nombreux composants controversés, synthétiques ou peu qualitatifs.

- **L'argument « sans »**

Un nombre important de mentions « sans parabènes », « sans sulfates », « sans silicones » sera utilisé. Cette énumération d'absence de composants polémiques cache bien souvent d'autres composants tout aussi nocifs et problématiques.

- **Les faux labels**

Beaucoup de marques conventionnelles apposent des sigles tels que « *100 % clean beauty* », « bio », « produit vert » sans pour autant que ces dénominations ne soient des labels. Soyez vigilants et vérifiez bien que les labels soient vrais.

- **L'argument « 100 % vegan »**

Attention, « vegan » signifie simplement « sans composants d'origine animale » mais un cosmétique vegan n'est pas forcément un produit naturel exempt de composants controversés. Il peut être fait de composants nocifs et cela ne veut pas nécessairement dire que le produit n'est pas testé sur les animaux.

- **L'argument « Non testé sur les animaux » ou « *cruelty free* »**

Cet argument est souvent mis en avant par des marques peu éthiques qui se soucient peu de l'environnement et de la santé du consommateur afin de toucher ce dernier, de plus en plus engagé à protéger les animaux.

En Europe, suite à la mise en place du plan Reach (Registration, Evaluation and Authorisation of Chemicals)[1], les tests ont toujours lieu lorsque les substances sont potentiellement nocives pour l'humain et l'environnement car la recherche cosmétique impose de prouver l'innocuité d'un produit avant son autorisation de mise sur le marché.

C'est la raison pour laquelle les labels sont importants dans les choix cosmétiques.

N'hésitez pas à consulter la liste des marques non testées sur les animaux et vegan créée par « la ptite noisette » sur son blog *laptitenoisette.com*[2].

---

1 Reach est un règlement européen (règlement n° 1907/2006) entré en vigueur en 2007 pour sécuriser la fabrication et l'utilisation des substances chimiques dans l'industrie européenne. Il recense, évalue et contrôle les substances chimiques fabriquées, importées, mises sur le marché européen. Au 31 mai 2018, déjà plus de 20 000 substances chimiques sont connues et leurs risques potentiels établis ; l'Europe dispose ainsi des moyens juridiques et techniques pour garantir à tous un haut niveau de protection contre les risques liés aux substances chimiques.
Source : ministère de la transition écologique. https://www.ecologie.gouv.fr/reglementation-reach

2 https://laptitenoisette.com/passer-aux-cosmetiques-sans-test-sur-les-animaux-cest-possible/

Les astuces
ANTIGREENWASHING

• **Tournez-vous vers des produits labellisés de confiance** tels que Cosmébio, BDIH, Natrue, Nature et progrès, Slow cosmétique qui excluent de leurs formules de nombreux composants nocifs.

• **Passez au crible la liste International Nomenclature of Cosmetic Ingredients (INCI)**. Ce devrait être la première chose à faire. Cette nomenclature vous permettra de savoir si un produit est de bonne composition (exempte de composants controversés ou non). Malheureusement, tout le monde ne sait pas ce que c'est ni comment s'y prendre.

• **Qu'est-ce qu'une liste INCI ?**

Cette liste est obligatoire sur les produits cosmétiques (exempte de composants controversés ou non). Elle est écrite en latin et en anglais.

Elle a pour objectif de normer les ingrédients présents dans un produit cosmétique. Le fabricant n'est pas dans l'obligation d'indiquer la concentration des ingrédients, cependant ceux-ci sont classés par ordre de concentration, du plus fortement dosé au moins dosé. Les composants qui composent le produit à moins de 1 % de la composition finale peuvent apparaître dans le désordre.

Les six premiers composants représentent plus de 80 % de la formule.

Grâce à cette liste INCI, vous pouvez connaître les composants de vos cosmétiques. Il s'agit ensuite de savoir décrypter cette liste. Et ce n'est pas forcément chose facile *a fortiori* si vous n'y connaissez rien. Voici quelques astuces pour parvenir à décrypter ces informations.

• **Regardez les premiers composants de la liste INCI**

Les cinq à six premiers composants constituent la majorité de la formule. On peut donc rapidement se faire une idée de la qualité du produit.

• **Repérez les ingrédients naturels**

Plus ils apparaissent en début de la composition, mieux c'est : votre produit n'en sera que plus qualitatif.

Les ingrédients naturels (issus des végétaux peu transformés) se présentent comme ceci : Nom de la plante en latin + dénomination du type de substance en anglais.

Exemple :

- *Rosemarinus officinalis* + Extract = extrait de romarin
- *Aloe barbadensis* + leaf juice = jus d'aloe vera
- *Simmondsia Chinensis* + seed oil = huile végétale de jojoba
- *Lavandula hybrida* + oil = huile essentielle de lavandin
- *Butyrospermum parkii* + butter = beurre de karité

Identifiez les composants controversés

Listes des principaux composants controversés

1. LES SULFATES

Appelés aussi tensioactifs ou bases lavantes, ils sont utilisés comme détergents et sont souvent incorporés dans les produits d'hygiène corporelle, de soins capillaires et dans les produits ménagers (liquide vaisselle, par exemple).

Le Sodium Lauryl Sulfate (SLS), le Sodium Laureth Sulfate (SLES) et l'ammonium lauryl sulfate (ALS) sont les plus fréquemment employés.
Le Sodium lauryl sulfate (SLS) et l'ammonium lauryl sulfate (ALS) sont autorisés par certains labels bio en raison de leur origine végétale (issue de l'huile de coco ou d'huile de palmiste). Ils sont, malgré tout, tout aussi irritants et asséchants.
Le Sodium Laureth Sulfate (SLES), quant à lui, est interdit en cosmétique bio car son procédé de fabrication est très polluant et utilise de l'oxyde d'éthylène, une substance cancérogène. Il faut donc bien distinguer le Sodium Lauryl Sulfate du Sodium Laureth Sulfate.

Au sein des formules, ils sont souvent associés à d'autres tensioactifs « apaisants » pour leur synergie. Cela permet alors de limiter leur concentration d'incorporation et aussi d'améliorer la tolérance du produit en limitant l'effet irritant/desséchant.

Certains peuvent même être nocifs pour notre santé, comme le sulfate d'Aluminium qui est suspecté d'être un perturbateur endocrinien.

Toutefois, les sulfates sont encore largement utilisés en cosmétique conventionnelle car ils n'ont pas de restrictions officielles (si les tests d'irritation sont validés, alors le produit qui en contient est mis sur le marché). Ils peuvent donc encore se retrouver dans des produits tels que les shampoings pour bébés, les gels douche pour peaux sensibles, etc...

Avantages : ils permettent au produit de mousser, de nettoyer (en emprisonnant les graisses, les salissures...). Leur mousse abondante rassure le consommateur – qui associe la mousse à l'efficacité – et procure une texture agréable. Ils sont généralement peu onéreux et permettent d'obtenir des produits « satisfaisants » pour des petits budgets.

Inconvénients : irritants, décapants, asséchants. Ils sont susceptibles de « décaper » la surface de l'épiderme en éliminant une partie du film hydrolipidique protecteur présent naturellement à sa surface. « Purs », les sulfates ont un potentiel irritant pour les yeux et la peau (classification indiquée par les fournisseurs de ces ingrédients).

Dénominations INCI : Sodium Laureth Sulfate, Sodium Lauryl Sulfate, Ammonium Laureth Sulfate, Ammonium Lauryl Sulfate, Sodium Myreth Sulfate, Sodium Coceth Sulfate.

2. LES SILICONES

Nom générique des dérivés du silicium se présentant sous forme d'huiles, de résines, de matières plastiques. Ces substances composent les prothèses de type implants mammaires, mais aussi les colles, les joints, et nos cosmétiques.

Certains silicones comme le cyclopentasiloxane (D5) et l'octaméthylcyclotétrasiloxane (D4), ont été limités à une concentration inférieure 0.1% dans les cosmétiques à rincer pour freiner leur pollution environnementale[3].

On peut les reconnaître facilement grâce à leurs terminaisons en -cone, -thiconol, -oxane, -silane ou -siloxane.

Avantages : au sein d'une formule cosmétique, ils apportent principalement des propriétés sensorielles très appréciées pour leur capacité à donner une texture souple et douce aux cosmétiques, ainsi qu'un aspect brillant et doux aux cheveux. Ils sont stables et faciles à intégrer dans les formules cosmétiques. Ils peuvent avoir un rôle d'agent antistatique, de conditionneur capillaire, d'émollient... mais aussi d'agent de contrôle de la viscosité.

Inconvénients : ces ingrédients sont accusés d'étouffer la peau et le cheveu (caractère occlusif ou semi-occlusif) par le « film » qu'ils forment sur la peau ou autour de la fibre capillaire. Ce « film » contribue à limiter les échanges entre la peau et l'environnement. Au niveau des cheveux, ils peuvent s'accumuler lors de shampoings successifs, jusqu'à les alourdir, les surgraisser.
Ils ont aussi un impact défavorable sur l'environnement, car difficilement biodégradables. Ils sont compliqués à gérer pour les stations d'épurations.

Dénominations INCI : Dimethicone, Amodimethicone, Trimethicone, Polysilicone, Cyclomethicone, Cyclotrisiloxane (D3), Cyclotetrasiloxane (D4), Cyclopentasiloxane (D5), Cyclohexasiloxane (D6), Cycloheptasiloxane (D7).

Ils sont interdits en cosmétique bio.

3. LES AMMONIUMS QUATERNAIRES

Les ammoniums quaternaires communément appelés « quats » sont des composés dérivés de l'ammoniac. En cosmétique, ils peuvent être des éléments de synthèse (d'origine végétale ou pétrochimique) ou naturels issus d'extractions de végétaux ou de dérivés d'acides gras issus d'huiles végétales. Ils peuvent être utilisés comme désinfectants, agents tensioactifs, adoucissants ou encore agents antistatiques.

On peut les reconnaître facilement car ils contiennent dans leurs noms -monium, chloride, bromide ou -quaternium suivi d'un chiffre.

Avantages : ils facilitent le démêlage, gainent la fibre capillaire, rendent une formule cosmétique plus onctueuse.

---

3 Règlement (UE) 2018/35 de la commission du 10 janvier 2018 modifiant l'annexe XVII du règlement (CE) no 1907/2006 du Parlement européen et du Conseil concernant l'enregistrement, l'évaluation et l'autorisation des substances chimiques, ainsi que les restrictions applicables à ces substances (REACH), en ce qui concerne l'octaméthylcyclotétrasiloxane («D4») et le décaméthylcyclopentasiloxane («D5»).

Inconvénients : potentiellement irritants pour la peau, ces produits sont partiellement ou non biodégradables selon leur structure chimique ; leur procédé de fabrication est souvent polluant et les produits sont polluants pour la faune aquatique.

Dénominations INCI : Quaternium (suivi d'un chiffre), Polyquaternium (suivi d'un chiffre), Cetyl Triméthyl Ammonium Chloride, BTMS* (Alcool cétéarylique et behentrimonium methosulfate), Dipalmitoylethyl Hydroxyethylmonium Méthosulfate, Distearoylethyl Dimonium Chloride*, Guar hydroxypropyltrimonium Chloride*, Hydroxypropyltrimonium Hydrolyzed Wheat Protein, Cetrimonium Chloride, Behentrimonium Chloride, Stearalkonium Hectorite, Stearalkonium Bentonite, Disteardimonium Hectorite, Cetylpryridimonium Chloride, Cocamidopropyl betaine*, Betaine*, Coco bétaine*, Lecithin*.

***Autorisés en cosmétiques bio.**

4. LES HUILES MINÉRALES

À ne pas confondre avec les huiles végétales. Une huile minérale est issue de la distillation de certains combustibles fossiles comme le pétrole. Elle est souvent utilisée dans les crèmes de soin, les produits capillaires et les rouges à lèvres.

Avantages : incolores, inodores et inertes donc très stables, ces huiles ne s'oxydent pas et sont très peu chères.

Inconvénients : occlusives, polluantes et non biodégradables, elles ne sont pas biocompatibles (pas assimilables par la peau). Elles vont rester à la surface de la peau sans être absorbées, tel un vernis (gras), sans apporter d'effet nutritif. De plus, en formant cette couche occlusive de gras sur la peau, elles auront tendance à en boucher les pores. Elles favoriseraient l'apparition de comédons et de boutons.

Dénominations INCI : Paraffinum liquidum, Paraffin, Petrolatum, Petroleum jelly, Ceresin wax, Isododecane, Ozokerite, Mineral oil, Cera microcristallina, Synthetic wax.

Elles sont interdites en cosmétique bio.

5. LES CONSERVATEURS

Un conservateur est un ingrédient dont la fonction consiste à empêcher le développement de micro-organismes, tels que les bactéries et les champignons, dans les produits cosmétiques. Les conservateurs ont donc pour objectif de protéger la formule d'une éventuelle contamination microbiologique extérieure. Ils sont essentiels, notamment pour les formules contenant de l'eau.

Conservateurs autorisés en cosmétique bio : Benzoic acid, Benzyl Alcohol, Alcohol denat, Sobic acid, Dehydroacetic acid, Potassium sorbate, Alcohol (ferment de fruits ou de céréales), EPP (extrait de pépins de pamplemousse), Leuconostoc/Radish root ferment (ferment de radis).

Conservateurs à éviter : Triclosan, Phénoxyethanol, BHT, les parabènes, Méthylchloroisothiazolinone, Methylisothiazolinone, Chlorphenesin, Cetrimonium Bromide, DMDM hydantoin, Diazolindyl urea, Imidazolidinyl urea, 2-bromo-2-nitropopane-1,3-diol, Benzylhemiformal, Sodium hydroxymethylglycinate, Quaternium-15.

6. LE PHÉNOXYÉTHANOL

Le phénoxyéthanol est un conservateur synthétique antibactérien et antimicrobien très utilisé en cosmétique. Il est également utilisé comme solvant et fixateur de parfums et stabilisant. Il existe à l'état naturel dans le thé vert mais vous retrouverez uniquement sa version synthétique dans les cosmétiques.

Depuis 2012, l'Agence nationale de sécurité du médicament et des produits de santé (ANSM) recommande de ne pas utiliser ce conservateur dans les produits cosmétiques destinés au siège des bébés (non rincés ou pas) et que sa teneur maximale soit fixée à 0,4 % pour les autres produits destinés aux enfants de moins de 3 ans. Actuellement, sa concentration est limitée à 1 %. L'ANSM a jugé cet élément hématotoxique (toxique pour le sang) et hépatotoxique (toxique pour le foie)[4].

En 2008, l'Institut national de recherche et de sécurité (INRS) publie une fiche toxicologique sur le phénoxyéthanol[5] qui indique que ce composant est facilement absorbé par voie cutanée et métabolisé en acide phénoxyacétique, qui peut induire des effets neurotoxiques et troubles neurologiques. Ce potentiel nocif est d'autant plus important qu'un éther de glycol (nom générique donné à un groupe de solvants dont fait partie le phénoxyéthanol) est facilement absorbé par la peau quand il se présente sous forme liquide (ce qui est très fréquemment le cas des cosmétiques).

Avantages : cet élément maximise l'efficacité d'autres conservateurs intégrés dans une formule.

Inconvénients : irritant, soupçonné d'être un perturbateur endocrinien, polluant, potentiellement allergisant, peu biodégradable, il est potentiellement toxique pour certains organes, surtout chez les enfants de moins de 3 ans.

Dénominations INCI : Phénoxyéthanol, Phénoxytol, EGPhE, 2-phénoxyéthanol, Ether monophénylique de l'éthylène glycol, 1-Hydroxy-2-phénoxyéthane.

Interdit en cosmétique bio.

7. LE TRICLOSAN

Le triclosan est une molécule de synthèse biocide. Son utilisation est largement répandue dans le milieu de la cosmétique pour ses propriétés antibactériennes, antifongiques, antitartres et comme agent de conservation.

Sa concentration maximale autorisée est de 0,3 % pour les dentifrices, les savons pour les mains, les gels douche, les déodorants, les poudres pour le visage et les fonds de teint, et de 0,2 % pour les bains de bouche.

Une étude menée par l'Inra en 2016 a démontré qu'il pouvait conduire à une résistance des bactéries et agir sur les hormones thyroïdiennes.

En juin 2017, un nouvel appel à l'interdiction du triclosan, « The Florence Statement on Triclosan and Triclocarban[6] », a été lancé par 200 scientifiques et professionnels de santé. Selon ces scientifiques,

---

4 Ansm.fr ; Scientific Committee on Consumer Safety (SCCS), "Opinion on phenoxyethanol", *European Commission, Health and food safety directorate*, Luxembourg, 06 octobre 2016.

5 https://www.inrs.fr « Les éthers de glycol » ; http://dev4-afssaps-marche2017.integra.fr/var/ansm_site/storage/original/application/58033db1a0bd86f6df50cf80b03e1839.pdf

6 Halden, R. U., Lindeman, A. E., Aiello, A. E. et al., "The Florence Statement on Triclosan and Triclocarban", *Environmental Health Perspectives*, 2017, 125(6): 064501.

« ses substances sont des perturbateurs endocriniens persistants et bio-accumulatifs toxiques pour les milieux aquatiques et les organismes qui y vivent ». Le triclosan serait capable de traverser la barrière cutanée et donc de se retrouver dans l'organisme. Comme le rappel cet appel : « Le triclosan et le triclocarban sont des perturbateurs endocriniens et sont associés à des effets sur la reproduction et le développement dans des études animales et in vitro. »

Avantages : propriétés antibactériennes.

Inconvénients : aucun bienfait pour la peau ou l'organisme, potentiellement irritant, potentiel perturbateur endocrinien.

Dénomination INCI : Triclosan.

Interdit en cosmétique bio.

8. LES PARABÈNES

Un parabène est un conservateur très largement employé pour protéger les cosmétiques des proliférations bactériennes et microbiologiques. Il y a quelques années, on les retrouvait dans 80 % des produits cosmétiques ainsi que dans les aliments et produits pharmaceutiques.

L'origine de la polémique concernant les parabènes vient de la publication d'une étude britannique[7] faisant la corrélation entre l'utilisation de produits cosmétiques contenant des parabènes et le développement du cancer du sein (et plus généralement de cancers hormonaux dépendant).

De nombreuses études[8] affirment qu'il est possible d'utiliser sans risque les parabènes. Malgré tout, le règlement européen n°358/2014 de la commission du 9 avril 2014 a modifié la réglementation sur les cosmétiques en interdisant totalement l'Isopropylparabène, l'Isobutylparabène, le Phenylparabène, le Benzylparabène et le Pentylparabène.

Le propylparabène et le butylparabène, quant à eux, sont interdits dans les produits sans rinçage destinés aux enfants de moins de 3 ans et destinés à être utilisé sur la zone du siège (nettoyants, lingettes, crèmes). Ils sont toutefois encore présents dans certains produits à destination des adultes et enfants de plus de 3 ans (laits corporels, crèmes solaires, déodorants…).

Les potentiels dangers des parabènes : réputés allergisants de contact, potentiels perturbateurs endocriniens, et de la reproduction, soupçonnés d'être cancérigènes. Le méthylparaben augmenterait le risque de vieillissement cutané lors d'une exposition au soleil (on le retrouve dans de nombreuses crèmes solaires conventionnelles).

Dénominations INCI : Butylparaben, Methylparaben, Ethylparaben, Propylparaben, Isopropylparaben, Benzylparaben, Pentylparaben, Phenylparaben, Sodium Butylparaben, Sodium propylparaben, Potassium butylparaben, Potassium propylparaben.

Les cahiers des charges des principaux labels bio (Cosmébio, BDIH, Nature et Progrès, Ecocert) ont interdit les parabènes dans la formulation des produits finis.

---

7 Darbre, P. D., Aljarrah A., Miller, W. R., et al., "Concentrations of parabens in human breast tumours", *Journal of Applied Toxicology*, 2004, 24(1): 5-13.

8 Chen Zee, E., Cornet G., Lazimi, C. et al., « Effets des perturbateurs endocriniens sur les marqueurs de la périnatalité », *Gynécologie Obstétrique & Fertilité*, 2013, 41(10): 601-610 ; Eriksson, E., Andersen, H. R., Ledin, A., "Substance flow analysis of parabens in Denmark complemented with a survey of presence and frequency in various commodities", *Journal of Hazardious Materials*, 2008, 156(1-3): 240-59.

9. LA MÉTHYLISOTHIAZOLINONE (MIT)

C'est un conservateur synthétique fréquemment utilisé en cosmétiques en remplacement des parabènes, mais aussi dans les produits ménagers (lessive, liquide vaisselle).

Depuis février 2017, ce conservateur est désormais interdit dans les produits non rincés, et depuis avril 2018, les concentrations maximales autorisées de MIT dans les produits rincés ont été revues à la baisse, 0,0015 % s'il est employé seul ou 0,0015 % au total s'il est utilisé avec du CMIT (Méthylchloroisothiazolinone).

Malgré ces nouvelles restrictions, il est donc encore présent dans certains cosmétiques conventionnels (maquillage, soins capillaires, produits solaires, voire dans des soins pour enfants…).

Avantages : inhibe le développement des micro-organismes dans les produits cosmétiques.

Inconvénients : molécule très allergisante, déclenchant des eczémas de contact.

Dénominations INCI : Méthylisothiazolinone (MIT). Il existe aussi la Méthylchloroisothiazolinone (CMIT), qui est une substance similaire tout aussi allergisante.

Interdite en cosmétique bio.

10. LE BUTYLHYDROXYTOLUÈNE (BHT)

C'est un antioxydant employé pour éviter l'oxydation et le rancissement de certains produits cosmétiques. On le retrouve plus particulièrement dans les formulations contenant des corps gras insaturés, parfois aussi dans des émulsions aqueuses qui contiennent certains extraits végétaux. Il est donc encore présent dans de nombreux cosmétiques conventionnels comme les parfums, les crèmes, les produits pour les lèvres…

Le CIRC (Centre international de recherche sur le cancer) a classé le BHT parmi les substances dont l'innocuité n'a pas pu être établie. L'ARTAC (Association française pour la Recherche Thérapeutique Anti-Cancéreuse), le classe parmi les substances potentiellement cancérigènes.

Avantages : peu coûteux, résiste aux hautes températures qui peuvent être nécessaires à la fabrication des cosmétiques contrairement à certains antioxydants naturels.

Inconvénients : suspecté d'être un perturbateur endocrinien pouvant déstabiliser les hormones de reproduction chez l'homme et la femme. Réputé sensibilisant, pouvant être source d'allergies, persistant dans l'organisme.

Dénomination INCI : BHT.

Interdit en cosmétique bio.

11. LES POLYPROPYLÈNE GLYCOL ET POLYPROPYLÈNE GLYCOL (PEG ET PPG)

PEG et PPG (son cousin) sont les acronymes pour Polyethylène Glycol et Polypropylène Glycol. Ce sont des dérivés du pétrole utilisés dans différentes familles de produits cosmétiques (crèmes pour le visage et pour le corps, crèmes à raser, shampoings, après-shampoings, savons, dentifrices, sprays pour cheveux, rouges à lèvres). Ils servent principalement d'émulsifiants, de solvants et d'humectants. Leurs propriétés varient en fonction de la longueur de leurs chaînes.

Un chiffre inférieur à 500 (ex : PPG-5-CETETH-20) indique une consistance liquide. Au-delà de 500, c'est une graisse ou une cire.

Les PEG sont fabriqués via un procédé de fabrication très polluant : ils sont obtenus par une réaction chimique d'éthoxylation avec un gaz hautement toxique appelé l'oxyde d'éthylène, qui se fait à très forte température et sous haute pression. De plus, ils se dégradent mal et s'accumulent dans l'environnement.

Selon le Centre international de recherche sur le cancer, en fonction de leur processus de fabrication, les PEG peuvent contenir du 1,4-dioxane potentiellement cancérigène, et sont capables de faire passer des substances dans le corps, via l'épiderme. Cependant, les industriels en cosmétologie conventionnelle assurent que les PEG sont des excipients sûrs[9].

Avantages : multifonctions, faciles à formuler, très bon humectants.

Inconvénients : irritants, procédés de fabrication dangereux, très polluants, peu biodégradables.

Dénominations INCI : PEG/PPG suivi d'un nombre.

Interdits en cosmétique bio.

12. LES SELS D'ALUMINIUM

Ils sont utilisés le plus souvent dans les anti-transpirants et les déodorants mais aussi dans certains rouges à lèvres et dentifrices.

Dans les anti-transpirants, les sels d'aluminium empêchent le corps de transpirer, contrairement aux déodorants, qui limitent l'apparition des bactéries responsables des odeurs. Les sels d'aluminium viennent boucher les glandes sudoripares, empêchant ainsi la sueur de s'écouler. Ces glandes ont un rôle important à jouer dans l'équilibre de la transpiration et l'élimination des toxines.

En septembre 2016 sont publiés les résultats d'une étude Suisse[10] : exposées pendant 6 mois à des sels d'aluminium, les cellules des glandes mammaires des souris deviennent malignes. Ces chercheurs avaient aussi démontré que les cellules mammaires humaines étaient perturbées lorsqu'elles étaient exposées aux sels d'aluminium en quantité bien moindre que dans les anti-transpirants. Cependant à l'heure actuelle, l'Agence française de sécurité sanitaire des produits de santé (AFSSAPS) et le *Food and Drug Administration* s'accordent à dire qu'il « n'existe aucune preuve évidente qu'un composant des déodorants/anti-transpirants puisse induire un cancer du sein » et autorisent l'usage des sels d'aluminium en cosmétique.

Petite précision : Lorsque vous voyez la mention « aluminum hydroxide » (ou Alumina), il ne s'agit pas de sels d'aluminium. L'hydroxyde d'aluminium est considéré comme chimiquement inerte et ne réagit pas une fois déposé sur la peau, comparé aux sels d'aluminium qui eux pénètrent la peau. On retrouve l'aluminum hydroxide dans les crèmes solaires bio qui en ont besoin pour enrober les particules de dioxyde de titane (le filtre minéral qui remplace le filtre chimique pour vous protéger des UV) et les empêcher de pénétrer la peau.

Avantages : astringents, réduisent fortement la transpiration.

Inconvénients : irritants pour les peaux sensibles, potentiels perturbateurs endocriniens et cancérigènes.

---

9 https://cosmeticobs.com/fr/articles/lexique-cosmetique-5/peg-640.

10 Mandriota, S. J., Tenan, M., Ferrari, P. et al., "Aluminium chloride promotes tumorigenesis ans metastasis in normal murine mammary gland epithelial cell", *International Journal of Cancer*, 2016, 139(12) : 2781-2790. https://onlinelibrary.wiley.com/doi/full/10.1002/ijc.30393

Dénominations INCI : Aluminium chlorohydrate, Aluminium Sesquichlorohydrate, Aluminium zirconium pentachlorohydrate, Aluminium chloride.

Les sels d'aluminium sont interdits en cosmétique bio.

13. FORMALDÉHYDE ET LIBÉRATEURS DE FORMALDÉHYDE

Le formaldéhyde (formol) est classé substance cancérigène, notamment pour les voies respiratoires, et très allergène. Il est interdit dans les cosmétiques en Europe depuis mai 2019[11]. Cependant, certaines molécules peuvent en libérer au contact de l'eau ou par réaction avec d'autres substances. Elles sont appelées les libérateurs de formaldéhyde. Ceux-ci sont utilisés comme agents de conservation dans les produits cosmétiques, en particulier dans les vernis, les produits de soin des ongles, les colles pour faux-cils, etc.

Dénominations INCI : Benzylhemiformal, 2-Bromo-2-nitropropane-1,3-diol, Diazolidinyl urea, DMDM hydantoin, Imidazolidinyl urea, Quaternium-15, Quaternium-18, Sodium hydroxymethylglycinate, Methenamine, Chlorphenesin, Polyquaternium 10.

Ils sont interdits en cosmétique bio.

14. LES ALKYLPHÉNOLS

Ils sont utilisés comme agents émulsifiants dans les cosmétiques. On les retrouve dans les colorants capillaires, les produits coiffants, les crèmes à raser, les nettoyants pour le visage et le corps, les shampoings, les spermicides…

Le plus controversé est le nonylphénol à l'activité hormonale (œstrogène) avérée[12], pouvant dégrader la qualité du sperme et provoquer des atteintes à l'ADN. L'Union Européenne (UE) a interdit cette substance à des concentrations supérieures à 0,1 % dans les cosmétiques et autres produits d'usage courant. L'UE reconnait que le nonylphénol pose un risque potentiel pour la fertilité et pour le fœtus, et a des effets néfastes sur l'environnement.

Dénominations INCI : Nonylphénol, Nonoxynol, Octylphénol, O-phénylphénol, Propylphénol, Amylphénol, Heptylphénol, Dodécylphénol, Méthylphénol (ou Crésol), Ethylpénol (ou Xylénol), 4-tert-octylphenol.

Ils sont interdits en cosmétique bio.

15. LES PHTALATES

Ils sont utilisés en tant que fixateurs dans les produits cosmétiques comme le vernis à ongles, comme agents dénaturants dans les parfums pour dénaturer l'alcool, dans les soins capillaires pour rendre la fibre plus souple, légère et brillante.

En cosmétique, seul le Diethyl Phtalate (DEP) est employé comme dénaturant dans les parfums pour rendre l'alcool utilisé imbuvable. Attention : en parfumerie, il est rarement mentionné en tant que tel et se retrouve dans le terme générique de « fragrance » ou « parfum ».

---

11 Règlement (UE) 2019/831 de la commission du 22 mai 2019.

12 Ren, L., Marquardt, M. A., Lech J. J, "Estrogenic effects of nonylphenol on pS2, ER, and MUC1 gene expression in human breast cancer celles-MCF-7", *Chemico-Biological Interactions*, 1997, 104(1): 55-64. https://www.sciencedirect.com/science/article/abs/pii/S0009279797037678

On retrouve le DEP dans les parfums, dans les vernis, les laques, les conditionneurs, les lubrifiants ou encore certains déodorants et gels hydro-alcooliques.

Les phtalates sont considérés par l'ANSES comme des perturbateurs endocriniens. Ils ont été pour la plupart interdits dans les formules de cosmétiques par l'Union Européenne. Certains ont été classés par l'Agence Européenne des Produits chimiques (ECHA) comme substances cancérogènes, mutagènes et reprotoxiques (toxique pour la reproduction), notamment le DEHP (phtalate de di-2-éthylhexyle), le BBP (phtalate de benzylbutyle), le DIPP (phtalate de benzylbutyle), le DIBP (diisobutyl phthalate), le DMEP bis (2-methoxyethyl) phthalate, le DnPP (Di-n-pentyl phthalate) et le DBP (phtalate de dibutyle). Leurs effets portent sur la fertilité et le développement du fœtus autant que du nouveau-né.

Cependant le DEP (diethyl phtalate) fait encore l'objet d'études pour évaluer son innocuité. Il est donc conseillé de l'éviter, même s'il est encore présent dans certains cosmétiques conventionnels.

Dénominations INCI : DEHP (phtalate de di-2-éthylhexyle), BBP (phtalate de benzylbutyle), DIPP (phtalate de benzylbutyle), DIBP (diisobutyl phthalate), DMEP (bis(2-methoxyethyl) phthalate), DnPP (di-n-pentyl phthalate) et DBP (phtalate de dibutyle).

Ils sont interdits en cosmétique bio.

16. LE DIÉTHANOLAMINE, LE MONOÉTHANOLAMINE, LE TRIÉTHANOLAMINE

Plus connus sous les acronymes DEA, MEA, TEA, ce sont des composés chimiques issus d'amine, un composé organique dérivé de l'ammoniac. Ils sont utilisés en cosmétique pour faire mousser, rendre les textures plus agréables et sensorielles. On les retrouve dans les produits aux formules crémeuses et moussantes comme les produits hydratants, les shampoings, les crèmes à raser, les crèmes lavantes, les colorations capillaires « sans ammoniaque » ou certains produits de maquillage comme le mascara et les crèmes solaires.

Lorsque ces composés se retrouvent en contact avec d'autres actifs comme les nitrites, ils peuvent développer des nitrosamines, des composés chimiques extrêmement dangereux avec un haut pouvoir cancérigène au niveau du foie, de la peau et de la thyroïde. Ils sont également toxiques pour l'environnement.

La Commission européenne a évalué la concentration maximale de TEA à 2,5 % et l'obligation de le conserver dans un récipient sans nitrite. Elle a interdit l'utilisation de DEA. La teneur maximale du MEA est de 0,5 %. Malheureusement les études restent encore assez floues sur ces trois ingrédients.

Le Centre international de recherche sur le cancer (CIRC) décrit néanmoins les nitrosamines comme des substances potentiellement cancérigènes, or c'est bien ce que développent les MEA, TEA et DEA lorsqu'ils sont en contact avec des nitrites. Par principe de précaution, il est préférable de les éviter.

Inconvénients : irritants, allergènes potentiels pour les muqueuses, toxiques pour l'environnement, cancérigènes au contact de nitrites.

Dénominations INCI : DEA, MEA, TEA, 2,2'-iminodiéthanol, Ethanolamine, Stearamidoethyl dietanolamine.

17. EDTA

L'EDTA ou Acide Ethylène Diamine Tétra-acétique (EDTA et ses principaux sels utilisés en cosmétique : Disodium EDTA, Tetrasodium EDTA, Trisodium EDTA) est un agent chélateur, qui a pour propriété de complexer les ions métalliques qui pourraient déstabiliser les formules, c'est-à-dire qu'il va les neutraliser en formant avec eux un complexe, pour leur servir ensuite de transporteur et les évacuer.

En cosmétique, l'EDTA est utilisé comme stabilisateur pour éviter la fermentation par les bactéries.

Dans les savons, gels douche et shampoings, il sert également d'agent moussant. Il permet aux fabricants de garantir un produit qui ne changera ni de couleur, ni de senteur ou de texture. Cet ingrédient ne pose pas de problème pour la santé mais son impact sur l'environnement est très mauvais : il est extrêmement nocif pour la nature et il n'est pas biodégradable. Les stations d'épuration ne le retiennent pas et le déversent dans nos rivières.

Inconvénients : irritant, allergène, toxique pour l'environnement.

Dénominations INCI : L'EDTA est reconnaissable par les lettres EDTA, généralement associées avec un autre mot : Disodium EDTA, Tetrasodium EDTA, Trisodium EDTA, Acide Ethylène Diamine Tétra-Acétique, Acide diaminotétracarboxylique, Calcium disodium EDTA, Dipotassium EDTA, Disodium EDTA-Copper, Diammonium EDTA, Tripotassium EDTA, TEA-EDTA, HEDTA, Editronic Acid.

L'EDTA et ses sels sont interdits en cosmétique bio.

18. LES FILTRES SOLAIRES CHIMIQUES

Les filtres solaires chimiques sont un danger pour l'humain et pour l'environnement (responsables du blanchissement du corail, de l'empoisonnement des animaux et crustacés marins). On les retrouve dans les crèmes solaires, mais aussi dans les crèmes anti-âge, les fonds de teints, les sticks à lèvres.

Ils pénètrent directement la peau et l'organisme, certains sont allergisants (par exemple les Benzophénones, limitées à une concentration de 10 % maximum), irritants. Ils perturbent le système endocrinien (par exemple, l'Ethylhexyl Methoxycinnamate est limité à une concentration de 10 % maximum), et certains sont potentiellement cancérigènes (par exemple, le 4-methylbenzylidene Camphor est limité à une concentration de 4 % maximum)...

Dénominations INCI : Ethylhexyl Methoxycinnamate, Benzophénones, 4-methylbenzylidene Camphor (4-MBC), Octocrylen.

Ils sont interdits en cosmétique bio, qui les remplacent par des filtres minéraux (oxyde de zinc et dioxyde de titane).

Dirigez-vous vers des magasins bio et des sites en ligne dits « *green* »

Vous aurez nettement moins de « risque » de tomber sur un produit de mauvaise composition en achetant vos cosmétiques dans un magasin bio (Naturalia, Biocoop, L'Eau Vive) ou sur un site revendeurs de cosmétiques naturels (Mademoiselle bio, Nuoo, Aurore market, WAAM Cosmetics, Aromazone…) puisque ce type d'enseignes a pour objectif de vendre des cosmétiques naturels respectueux de notre santé et de l'environnement.

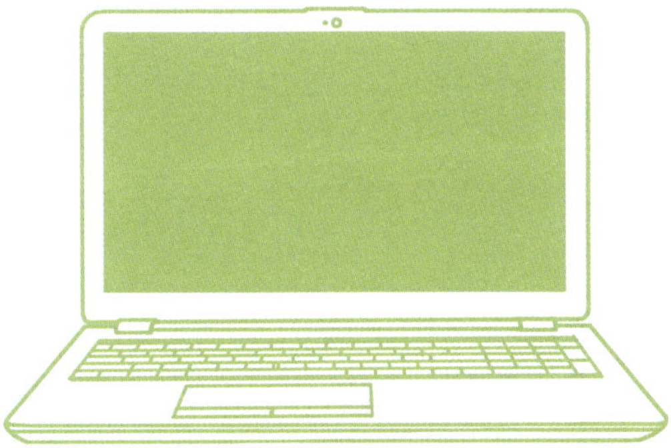

Complétez vos recherches avec des sites de décryptage ou des applications cosmétiques

Il existe des sites spécialisés dans le décryptage de composition, comme le site « la vérité sur les cosmétiques[13] », site fiable et très bien référencé qui existe depuis 2009. En référençant chaque composant de votre liste INCI, le site indiquera si les composants sont problématiques ou non. Cela est un peu plus fastidieux que de scanner un code barre, il est vrai. D'ailleurs, depuis quelques années, les consommateurs étant de plus en plus nombreux à s'intéresser aux composants des cosmétiques, de nombreuses applications censées indiquer rapidement, via un scan, si un produit est bon ou mauvais fleurissent pour analyser ces compositions, en donnant une note entre 0 et 20. Cependant, attention à l'interprétation des notes. Rester seulement attentif aux composants et non à une note globale.

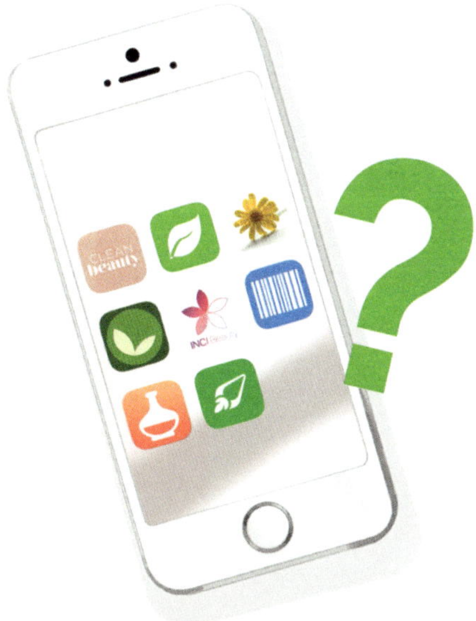

Qu'est-ce qu'une liste INCI ne dit pas ?

Une liste INCI ne dit pas tout. Elle ne révèle ni la qualité du produit, ni la provenance des ingrédients, ni le ratio de chaque composant, ni l'éthique de la marque. Lire une liste INCI ne donne pas toutes les informations, soyez curieux et renseignez-vous sur les marques que vous utilisez au quotidien.

13 https://laveritesurlescosmetiques.com/

PAR OÙ **COMMENCER ?**

Voici quelques conseils pour débuter dans la cosmétique naturelle et éviter les déconvenues.

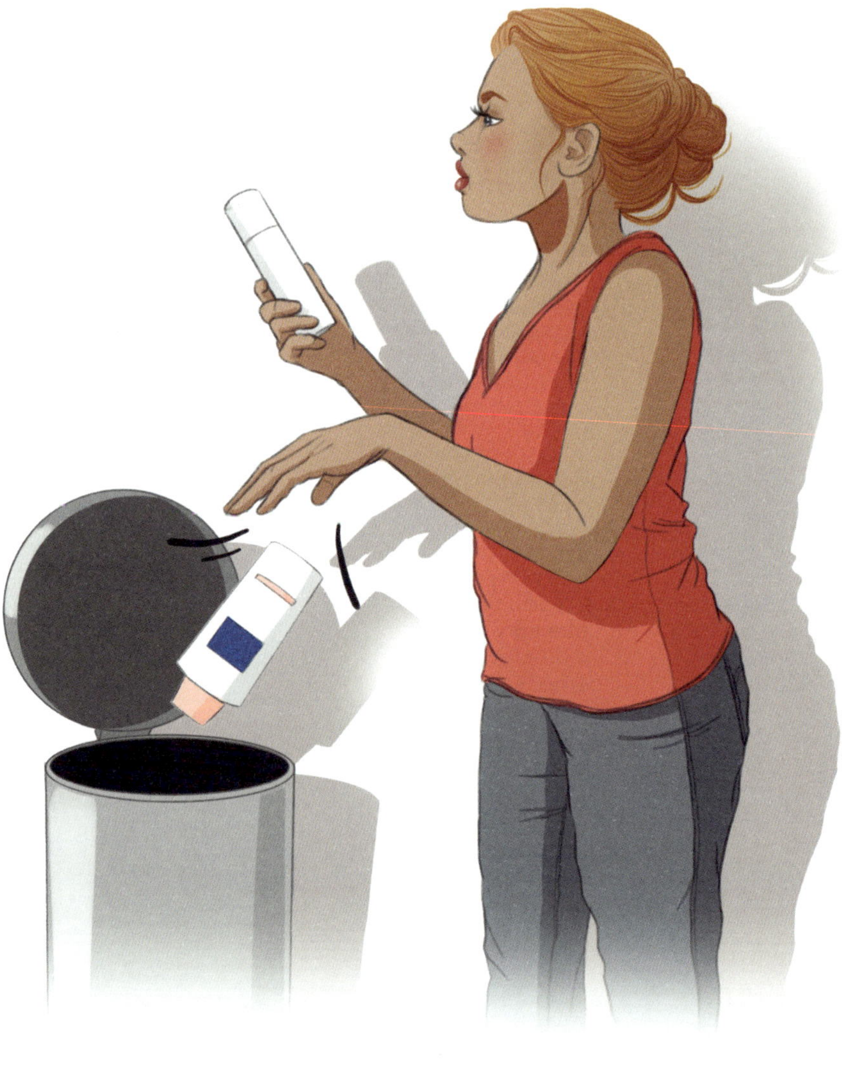

Faites le tri dans vos produits cosmétiques

• **Les produits entamés.** Donnez-les à votre entourage proche ou à des associations. Ne soyez pas gêné, tout le monde n'a pas les mêmes préoccupations que vous ni ne souhaite passer à de la cosmétique naturelle. Vous pouvez également les « recycler » ou détourner leur utilisation première. Par exemple, un gel douche ou un shampoing trop agressif pourra servir à nettoyer vos pinceaux de maquillage ou à faire la vaisselle. Une crème qui n'est pas adaptée à votre type de peau pourra servir à nourrir vos pieds.

• **Les produits neufs que vous possédez et qui vous intéressent.** Qui a dit que passer au naturel était une course contre la montre ? Vous n'êtes pas obligé d'être radical au point de tout jeter. S'il y a des produits que vous appréciez, utilisez-les.

• **Les produits neufs que vous possédez et qui ne vous intéressent plus.** Vous pouvez les vendre sur des sites en ligne tels que leboncoin, Vinted, Rakuten. Grâce à l'argent économisé, vous pourrez acheter des produits bio et naturels. Ou bien donnez-les (Geev, associations…).

Remplacez vos cosmétiques progressivement

Quand j'ai débuté dans la cosmétique naturelle, j'ai remplacé petit à petit chaque produit que j'utilisais dans ma salle de bains. Cette transition étape par étape m'a laissé le temps de faire des recherches approfondies sur les composants à éviter, mon type de peau et de cheveux afin de trouver les bons produits de remplacement. En revanche, je me suis empressée de remplacer certains produits, comme ma crème de jour ou mon démaquillant, qui aggravaient mes problèmes de peau. Les choses se font au cas par cas, selon vos problématiques et vos besoins.

J'ai ainsi pu éviter de faire des dépenses trop importantes en une seule fois et également de ne pas tomber dans la surconsommation et le gaspillage.

Simplifiez votre routine

Afin de vous faciliter la tâche, une étape clé consiste à simplifier votre routine, en ne multipliant pas les produits parce que la multiplicité coûte cher et que notre peau et nos cheveux n'ont pas besoin d'une accumulation de produits, fussent-ils naturels et bio ! Ne vous éparpillez pas car passer au naturel est un nouveau monde et donne envie de tester un milliard de choses. C'est tellement excitant : tout est nouveau et suscite l'envie.

Soyez vigilant : ne remplacez pas tout d'un seul coup. Vous pourriez faire une réaction à un produit sans savoir, dans ce cas, quel produit en serait la cause.

Soyez patient

Créatrice de contenu sur Instagram, je vois de très nombreuses personnes s'impatienter de ne pas avoir de résultat immédiat. Or, passer au naturel n'a rien de miraculeux non plus. Il faut laisser le temps à la peau et aux cheveux de passer la transition en douceur.

N'achetez rien sans vérifier les listes INCI

Encore un conseil, qui paraît évident. Et pourtant, nombreux sont ceux qui tombent dans le panneau du *greenwashing* en ne lisant que les allégations sur les packagings ou qui commandent sur un site en ligne qui n'affiche pas les compositions. C'est très mauvais signe si un site en ligne n'affiche pas les listes INCI. Il est fort probable que vous commandiez un produit cosmétique de mauvaise composition.

TRANSITION
VERS DES COSMÉTIQUES NATURELS

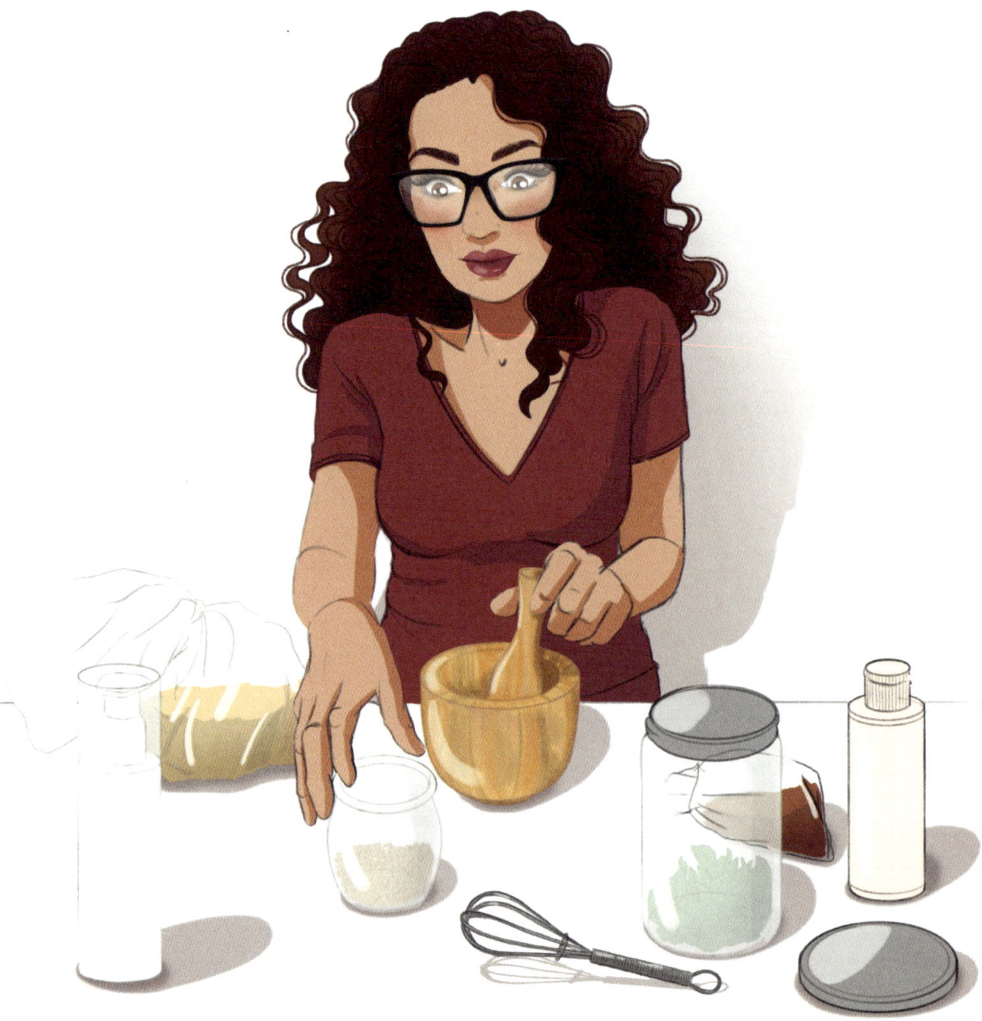

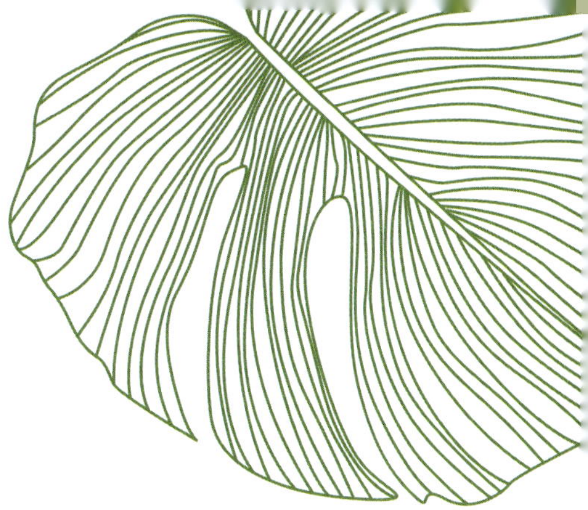

Zoom sur...

Les argiles

L'argile est une roche sédimentaire tendre, source naturelle de minéraux, notamment de silicate d'alumine, et d'oligoéléments comme le fer, le potassium, le sodium, le calcium et le magnésium. Principalement composée de silice, l'argile contribue à la solidité des ligaments et des articulations, à la bonne santé de la peau, à la solidité des ongles, des cheveux, des vaisseaux et des os. Elle renforce également le système immunitaire.

Il existe différentes argiles, les plus utilisées en cosmétiques sont l'argile verte, rouge, rose, blanche et jaune. Elles ont chacune leurs propriétés pour chaque type de peau et de cheveux.

Les poudres ayurvédiques

Ce sont les poudres des plantes indiennes traditionnellement utilisées dans l'ayurvéda, « science de la vie » en sanskrit, qui est une médecine thérapeutique sacrée en Inde ancienne de plus de 5 000 ans et qui revendique une approche holistique pour rééquilibrer le corps et l'esprit. Ces plantes sont utilisées pour soigner, maintenir la santé et le bien-être. En cosmétique, les poudres ayurvédiques sont également utilisées pour prendre soin des cheveux et de la peau.

Les huiles végétales

Les huiles végétales sont obtenues par un processus de pressage à partir de graines, de noyaux de fruits ou de plantes.

Les huiles obtenues par première pression à froid sont plus qualitatives car le processus préserve les qualités naturelles de la plante, contrairement aux procédés de pressage industriel à chaud et par solvants issus de la pétrochimie, permettant d'obtenir des huiles raffinées qui détruisent une grande partie des bienfaits de la plante.

Il existe une multitude d'huiles végétales selon les graines, les noix, les pépins ou les fleurs dont elles sont issues.

Très nutritives, elles peuvent être utilisées pour le corps, le visage, les cheveux et permettent de protéger la peau contre la déshydratation.

Ne pas confondre l'huile végétale (issue d'une plante) avec l'huile minérale (issue du pétrole : paraffine, silicone) et l'huile animale (comme l'huile de foie de morue ou de cétacé).

Les hydrolats

Un hydrolat est une eau aromatique ; pour les fleurs on parle « d'eau florale », pour les plantes on parle « d'hydrolat ».

Ces hydrolats proviennent de la vapeur d'eau condensée lors de la distillation des huiles essentielles. Ce sont des eaux chargées de composés aromatiques des plantes. Beaucoup moins concentrés que les huiles essentielles et adaptés à tous les types de peaux et de cheveux, les hydrolats n'ont aucune contre-indication à l'emploi. Les femmes enceintes, allaitantes et les enfants peuvent les utiliser.

Ils peuvent servir également de base à un cosmétique, à se rafraîchir, tonifier la peau ou parfaire son démaquillage

Le mieux consiste à les choisir bio et sans conservateur. Dans ce dernier cas, il faut penser à les conserver au réfrigérateur et à les utiliser rapidement.

Comme pour les huiles végétales et les huiles essentielles, les hydrolats peuvent être mélangés pour former une synergie qui combinera leurs bienfaits pour chaque type de peau ou de cheveux.

Les beurres végétaux

Tout comme les huiles végétales, les beurres végétaux sont obtenus par pressage et sont issus des oléagineux, des fruits ou des graines d'une plante. Leurs propriétés sont similaires aux huiles végétales : ils sont nourrissants, réparateurs et ils adoucissent la peau et les cheveux.

Le bicarbonate de soude

Le bicarbonate de soude est un produit multi-usage, écologique, biodégradable et non toxique. Il s'utilise aussi bien en cosmétique qu'en cuisine, pour l'entretien ménager, le jardinage…

Conseil : évitez de l'utiliser sur la peau de votre visage, surtout si votre peau est sensible. Et utilisez-le avec parcimonie sur vos cheveux.

L'argent colloïdal

L'argent colloïdal est une solution aqueuse composée d'ions d'argent (un oligoélément) et de particules d'argent colloïdales. Puissant antiseptique naturel, l'argent colloïdal est destiné à un usage externe et local pour la peau, la bouche, la gorge, le nez, les yeux, les parties intimes.

Les huiles essentielles

Une huile essentielle est un extrait aromatique liquide concentré, obtenu par distillation à la vapeur d'eau, de différentes parties d'une plante : sommités fleuries, feuilles, bois, racines, écorce, fruits. C'est donc l'essence distillée de la plante aromatique.

À ne pas confondre avec les huiles végétales.

Le gel d'aloe vera

En usage interne ou externe, l'aloe vera est une plante aux nombreuses vertus pour prendre soin de votre santé.

En cosmétique, le gel d'aloe vera, composé d'un mucilage clair au cœur des feuilles de l'Aloès, a des propriétés émollientes (amollit et adoucit les tissus) et hydratantes (il est idéal contre les coups de soleil et les problèmes de peau tels que l'eczéma, le psoriasis, l'herpès, l'inflammation de la peau…) À utiliser sans modération sur les cheveux comme sur la peau.

Pour les peaux réactives, choisissez-le sans ajout de conservateur.

Le miel

Le miel est une substance sucrée fabriquée par les abeilles à l'aide du nectar des fleurs. En cosmétique, on lui confère des propriétés cicatrisantes, nourrissantes, hydratantes et anti-oxydantes.

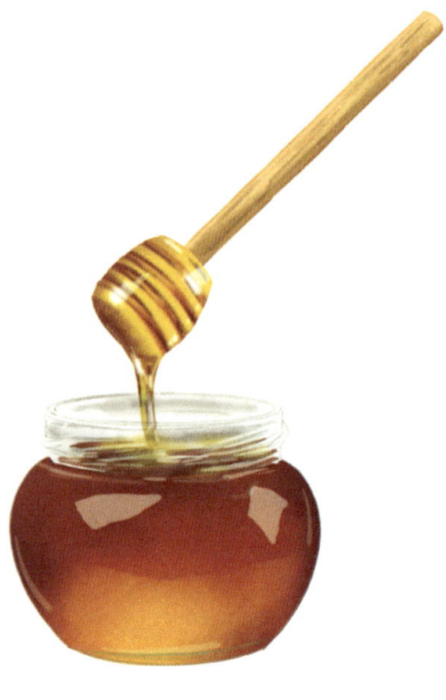

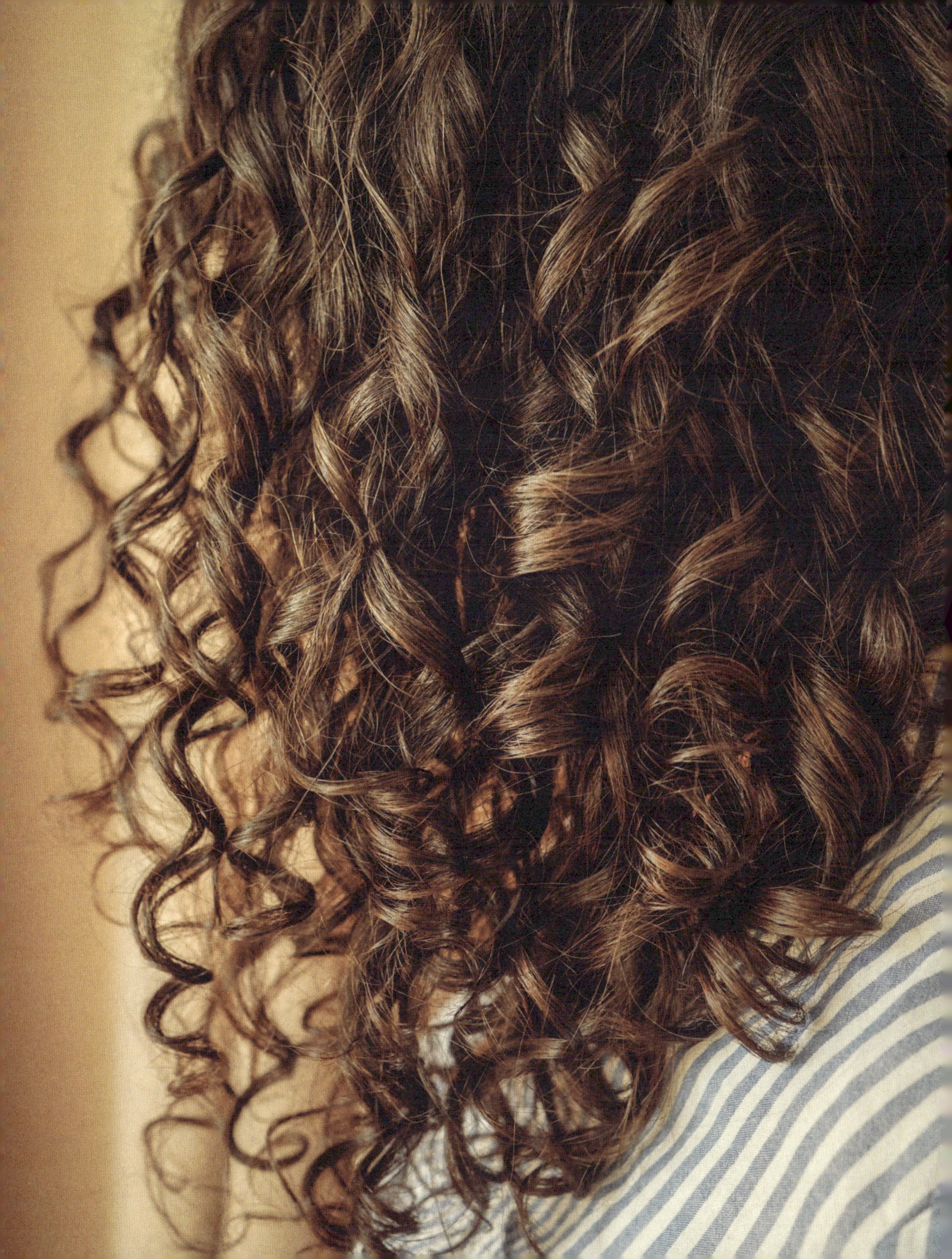

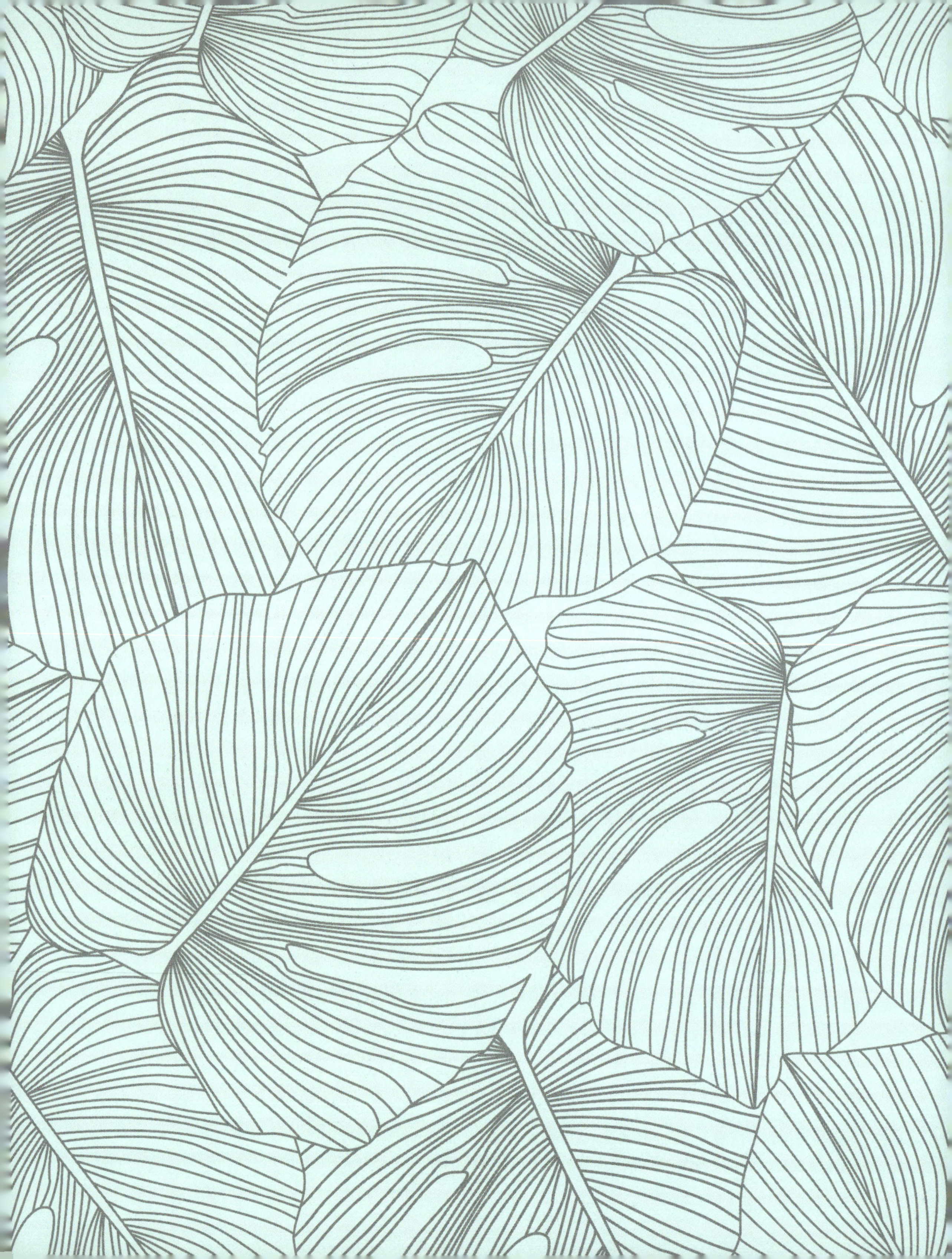

Transition pour les cheveux

Avant de vous donner mes conseils pour entretenir vos cheveux au naturel, j'aimerais vous parler de mon expérience capillaire. Beaucoup d'entre vous vont se reconnaître dans mon parcours.

Dès mon plus jeune âge, j'avais des complexes sur mes cheveux bouclés, très longs et très volumineux. Ma maman ne savait pas vraiment comment s'en occuper. Elle peignait mes boucles, ce qui les cassait et donnait une impression de botte de paille mousseuse sur la tête. Elle me faisait souvent de longues tresses ou une énorme queue-de-cheval pour les garder sous contrôle.

À l'adolescence, n'ayant pas appris comment m'en occuper, avec en plus la pression de la société (pub, clip vidéo, magazines) et des moqueries de mes camarades de classe (« choucroute », « gouffa », « Larusso », « touffe touffe »), j'ai décidé de lisser mes cheveux car je me trouvais littéralement moche avec mes cheveux au naturel.

Là, le drame a commencé : j'ai enchaîné les mèches blondes, les lissages brésiliens, les brushings au sèche-cheveux suivis du fer à lisser.

Un enfer au quotidien parce que mes cheveux dirigeaient ma vie. J'évitais de prévoir des sorties quand il pleuvait, je rentrais entre midi et 14 h pour « retaper » mon brush, je stressais à la moindre goutte de pluie. Je pouvais me les lisser deux à trois fois dans la journée pour qu'ils soient complètement lisses.

D'années en années, mes cheveux devenaient de plus en plus fins, sans volume, secs, sans forme. Pourtant, je dépensais des sommes importantes en cosmétiques conventionnels, sans résultat à long terme. Quand je laissais mes cheveux au naturel, mes boucles n'étaient plus ce qu'elles étaient. J'avais complètement dénaturé mes cheveux à cause des traitements agressifs que je leur avais infligés pendant des années.

Quand je suis passée à la cosmétique naturelle, en 2013, je n'imaginais pas une seule seconde que j'allais arrêter de me lisser les cheveux. Cette réflexion est venue petit à petit. Quel soulagement, quel gain de temps et d'énergie ! Je ne reviendrais jamais en arrière. Je suis en paix avec mon reflet, j'arbore fièrement mes cheveux bouclés au naturel. J'espère que ce sera votre cas après avoir lu mon livre.

Toutes les informations sont données à titre indicatif car chaque personne à son propre vécu et est unique, mais cela pourra vous donner quelques repères utiles pour prendre soin de vos cheveux au naturel. Et n'oubliez pas, aucun type de cheveux n'est mieux qu'un autre. Nous sommes toutes et tous uniques. L'idée n'est pas d'avoir un cheveu parfaitement parfait ou de faire la chasse au moindre frisotti, mais simplement de mieux s'en occuper au naturel et de préserver sa santé en même temps.

Je ne vous conseillerais pas de produits en particulier car leur composition peut changer ; une marque éthique peut être rachetée par un grand groupe conventionnel…

Vous pourrez trouver mes favoris mis à jour régulièrement dans la section « Shop mes favoris » sur mon blog *www.labiotista.fr*

Treize facteurs qui endommagent vos cheveux

1 **Les cosmétiques conventionnels pétrochimiques :** certains composants comme les sulfates assèchent les cheveux et favorisent leur casse. D'autres, comme les silicones, jouent le rôle de véritable cache-misère en comblant les brèches. Privilégiez des cosmétiques capillaires exempts de composants controversés (voir page 13 et suivantes).

2 **Les lavages trop fréquents :** ils favorisent la casse des cheveux et dérèglent la production de sébum. Utilisez un shampoing sec naturel pour espacer les lavages (voir page 54).

3 **Les appareils chauffants :** ils agressent considérablement les cheveux et provoquent une ouverture des écailles ; le cheveu devient alors poreux, se déshydrate et se casse. Limitez leur utilisation ou utilisez-les à basse température. Sur votre sèche-cheveux, la fonction « air froid » permet de fixer votre coiffure, de refermer les écailles des cheveux afin d'éviter les frisottis et d'apporter de la brillance.

4 **Les lissages et défrisages :** à bannir totalement. Ils modifient la nature et la structure de vos cheveux. Passer à plusieurs reprises des plaques chauffées à plus de 230 °C sur une mèche imprégnée de produit entraîne une dénaturation irréversible. Chez certaines personnes cela peut provoquer, à court terme, des démangeaisons, des irritations, une perte de masse jusqu'à une perte des cheveux. Pour les lisser naturellement, privilégiez l'utilisation d'un kardoune, ce ruban traditionnel algérien qu'utilisaient les femmes maghrébines pour se lisser les cheveux sans chaleur durant la nuit. Il suffit de nouer le ruban autour des cheveux des racines jusqu'aux pointes.

5 **Les colorations et décolorations chimiques :** elles sont fortement déconseillées pour des cheveux en bonne santé. En ouvrant et en oxydant les écailles du cortex capillaire, les colorations chimiques abîment durablement les cheveux qui deviennent secs et poreux. Qu'elles soient avec ou sans ammoniaques, elles sont composées de nombreux colorants qui peuvent déclencher démangeaisons et allergies. Privilégiez les colorations végétales pour les colorer de manière naturelle ou, mieux encore, apprenez à accepter votre couleur de cheveux ou vos cheveux blancs.

6 **Les coiffures trop serrées :** elles peuvent provoquer des cassures de friction. Ne tirez pas trop sur vos cheveux et privilégiez les coiffures protectrices (tresses, chignons).

7 **La friction des cheveux :** séchez ses cheveux en les frictionnant est un geste à bannir, cela fragilise et risque de casser les cheveux. Il vaut mieux les tamponner légèrement dans une serviette.

8 **Les élastiques :** certains favorisent la casse. Privilégiez les chouchous en satin ou en soie.

9 **Le brossage agressif :** favorisez un brossage doux afin de ne pas fragiliser vos cheveux. Il faut commencer par les pointes puis re-

monter progressivement jusqu'aux racines. Les cheveux bouclés se démêlent plus facilement mouillés sous la douche et toujours après l'application d'un après-shampoing. Utilisez un peigne à dents larges pour ne pas les fragiliser.

10 **Dormir les cheveux mouillés :** vos cheveux sont vulnérables lorsqu'ils sont mouillés. Cela provient de la modification temporaire de l'un des liens chimiques constructifs des cheveux, qui rend les cheveux plus élastiques et cassants. Il faut dormir les cheveux secs et favoriser les coiffures protectrices ainsi que les taies d'oreiller ou turban en soie ou en satin (les fibres de soie sont riches en protéines et acides aminés qui maintiennent l'hydratation, ce qui permet d'éviter l'électricité statique, les nœuds et les fourches. Résultat : des cheveux hydratés, brillants, doux et plus vigoureux. Les taies d'oreiller en satin de coton offrent un meilleur confort car elles sont plus douces et satinées).

11 **Se laver les cheveux à l'eau trop chaude :** cela augmente la production de sébum au niveau du cuir chevelu, ce qui abîme les cheveux et entraîne une perte de protéines.

12 **Le climat :** il faut protéger vos cheveux du soleil, du vent et du froid. Le froid, par exemple, entraîne une déshydratation du cheveu, ce qui le rend plus sensible à la casse. Protégez votre chevelure été comme hiver en utilisant un couvre-chef et en privilégiant les matières naturelles comme la soie, la fibre de bambou ou le lin.

13 **Le chlore et l'eau salée :** ils assèchent considérablement la fibre capillaire. Appliquez quelques gouttes d'huile végétale (huile de pépin de framboise, de germe de blé ou de karanja) qui offrent un SPF (protection solaire) intéressant. Rincez les cheveux à l'eau claire après chaque baignade.

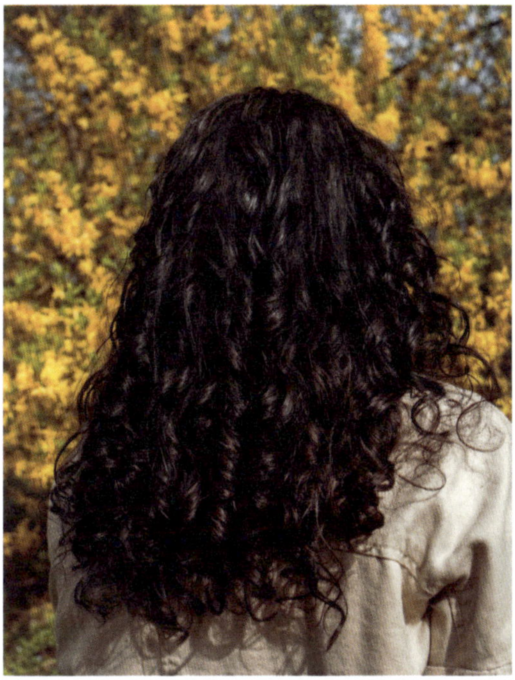

Définir votre type de cheveux

Avant de débuter et de créer une routine adaptée, il faut définir votre type de cheveux. Vous pensez peut-être très bien le connaître mais il existe parfois tout un monde entre le désir et la réalité. Par ailleurs, il est possible d'avoir plusieurs types de cheveux.

Il existe **trois grandes familles** de cheveux :

• le cheveu asiatique (raide) : c'est le plus résistant et le plus épais ;

• le cheveu caucasien/européen (raide, ondulé, bouclé ou frisé) : c'est un cheveu moyen mais assez dense ;

• le cheveu africain (de spiralé à crépu) : c'est un cheveu très fin et fragile.

Qui se subdivisent en **quatre types** de cheveux :

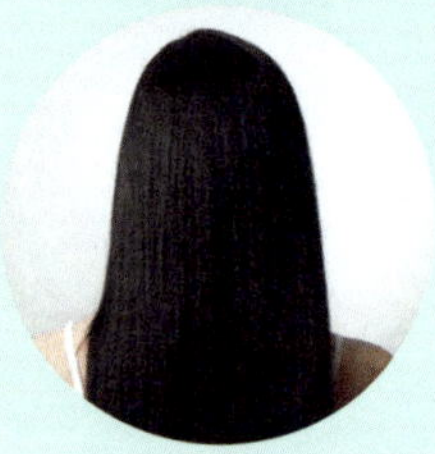

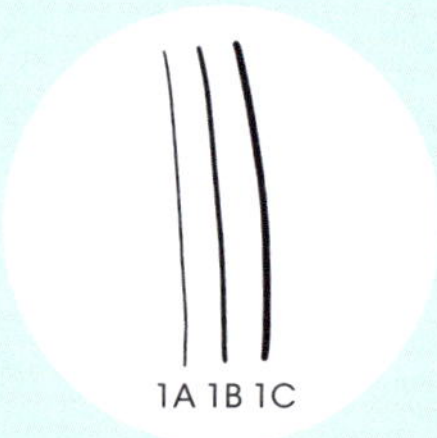

A) LE TYPE 1 représente les cheveux raides ou lisses. Ils sont résistants, naturellement brillants à tendance grasse. Le sébum s'écoule sans obstacle jusqu'aux pointes.

• 1A pour les cheveux très lisses et fins.

• 1B pour les cheveux très lisses mais avec un peu plus de tenue, épais.

• 1C pour les plus épais de ce type.

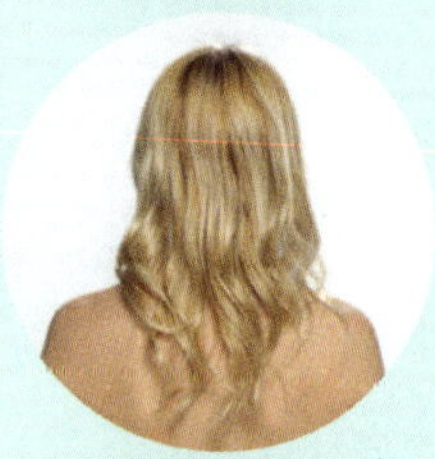

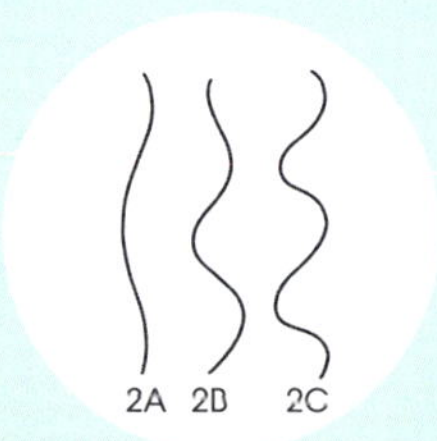

B) LE TYPE 2 représente les cheveux ondulés. Résistants, brillants et épais mais avec des ondulations pas toujours bien formées.

• 2A pour les cheveux fins avec une légère ondulation en forme de « S » sur les longueurs.

• 2B pour des cheveux avec des boucles en « S » un peu plus définies.

• 2C pour les cheveux plus épais dont les « S » forment presque des boucles.

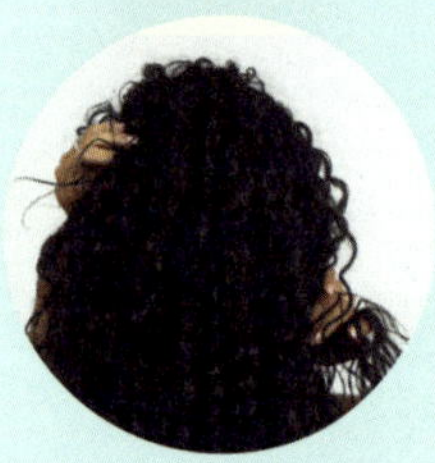

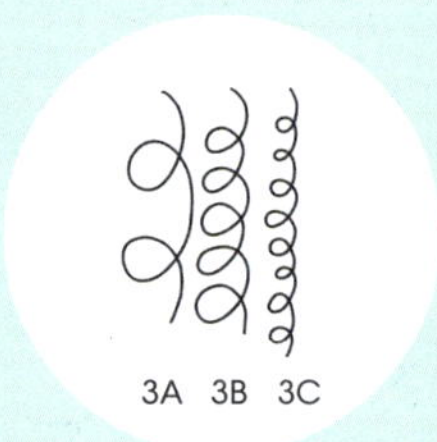

C) LE TYPE 3 désigne les cheveux bouclés/frisés. Des cheveux de nature plutôt sèche car le sébum peut avoir du mal à atteindre les pointes. Ils peuvent être moins brillants, fragiles et sensibles à l'humidité.

• 3A pour les cheveux aux boucles larges et souples.

• 3B pour des cheveux avec un mélange de larges boucles et petites bouclettes.

• 3C pour les cheveux dont les bouclettes sont denses et serrées avec un rendu presque crépu.

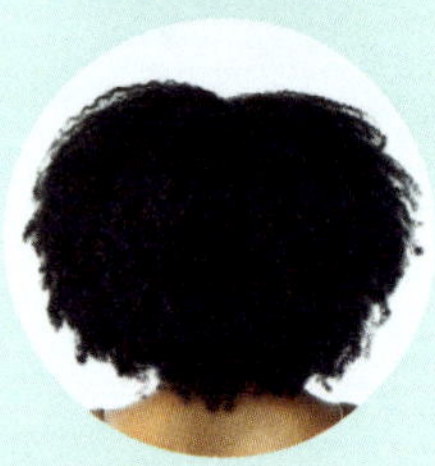

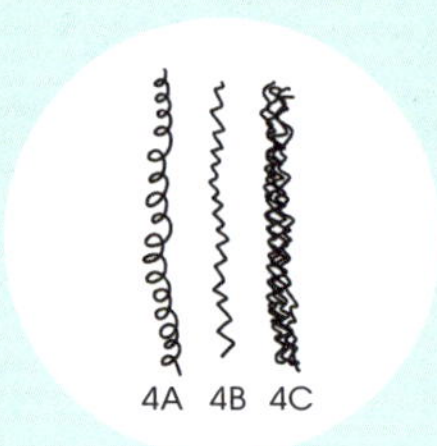

D) LE TYPE 4 désigne les cheveux crépus. Une nature de cheveux très sèche et une texture qui a tendance à « pousser vers le ciel ». Les boucles sont très serrées et peuvent atteindre jusqu'à 4 fois leur longueur si on les étire.

• 4A pour les cheveux très frisés, avec des bouclettes très définies dès la racine.

• 4B pour les cheveux très crépus avec des boucles peu définies.

• 4C pour les cheveux crépus en forme de « Z » qui ne forment pas réellement de boucles.

Pour créer votre routine de transition et de soins, d'autres facteurs rentrent en ligne de compte. Grâce à ces indicateurs, vous pourrez mieux répondre aux besoins de vos cheveux :

- **La porosité capillaire**
- **La densité**
- **L'épaisseur**

La porosité capillaire

Cela désigne la réaction des cheveux relative à l'hydratation apportée. Il existe trois niveaux de porosité :

- **Faible :** les cuticules sont très compactes, ce qui va empêcher l'hydratation du cheveu car la barrière protectrice ne laisse pas passer l'eau ;
- **Moyenne :** la porosité idéale, les cuticules assurent leurs fonctions protectrices sans empêcher l'absorption d'eau nécessaire par les cheveux ;
- **Élevée :** les cuticules sont ouvertes, il n'y a plus aucune barrière protectrice, les cheveux absorbent rapidement beaucoup d'eau mais la rejettent tout aussi vite. Résultat : les cheveux sont secs et très cassants.

Plus la porosité est faible, plus les soins auront du mal à a pénétrer la cuticule, et maintenir vos cheveux hydratés sera compliqué. À l'inverse, plus la porosité est élevée et plus cela signifie que vos cheveux vont absorber rapidement l'eau, mais sans retenir l'hydratation que vous leur fournissez.

Généralement, un cheveu devient très poreux à la suite de mauvais traitements qui ont abimé la cuticule : un abus d'accessoires de coiffage (brosse), de colorations, décolorations ou défrisages, d'appareils chauffants (sèche-cheveux ou fer à lisser) ou encore de shampoings sulfatés qui décapent la surface du cheveu.

Il existe également un facteur génétique : les cheveux crépus sont généralement moins poreux que les cheveux caucasiens, sauf s'ils ont abusé des mauvais traitements cités plus haut.

Pour déterminer la porosité d'un cheveu, il existe une méthode appelée « méthode du verre d'eau ».

Remplissez un verre d'eau tiède, et placez quelques-uns de vos cheveux (sans produits coiffants) à la surface. Attendez 5 minutes. Si vos cheveux flottent, ils sont peu poreux ; s'ils coulent tout au fond, ils sont très poreux. Les cheveux à porosité moyenne resteront quant à eux à peu près au milieu de l'eau, ni tout au fond ni à la surface.

Personnellement, je n'ai trouvé aucune preuve scientifique sur ce sujet. De plus, nos cheveux peuvent avoir plusieurs types de porosités, surtout lorsqu'ils sont longs. Dans tous les cas, que vos cheveux soient peu poreux ou très poreux, l'objectif est d'arriver à maintenir leur hydratation.

Indicateur du temps de séchage pour déterminer la porosité

Si vos cheveux mettent longtemps à sécher (plus de quatre heures à l'air libre), ils sont peu poreux.

À l'inverse, si au bout de quelques minutes vos pointes sont déjà sèches, vos cheveux sont très poreux.

Mais cela va dépendre également du volume, de la longueur et si vous les avez bien essorés.

Protocole pour les cheveux peu poreux :

- favorisez le lavage à l'eau chaude et le bicarbonate de soude pour ouvrir les écailles (avec parcimonie, quatre fois par an maximum, car cela est assez agressif pour le cheveu),
- apportez de l'hydratation avec des agents humectants,
- limitez les soins protéinés,
- protégez les cheveux avec des huiles sèches,
- évitez les rinçages acides à l'eau froide.

Protocole pour les cheveux très poreux :

- favorisez le lavage à l'eau froide,
- utilisez un rinçage acide pour refermer les écailles,
- renforcez les cheveux avec des masques protéinés,
- scellez l'hydratation avec des huiles épaisses ou beurres végétaux,
- misez sur le henné neutre pour gainer les cheveux.

La densité capillaire

La densité, c'est le nombre de cheveux présents sur le cuir chevelu.

Il existe trois types de densité, très faciles à déterminer : faible (clairsemée), moyenne et abondante.

En vous observant dans le miroir vous pourrez facilement le savoir. Sur cheveux naturels, sans produits coiffants, si vous pouvez voir votre cuir chevelu sans toucher à vos cheveux, alors vous avez une densité faible. Si, au contraire, vous devez faire une raie dans vos cheveux et les aplatir pour apercevoir votre cuir chevelu, cela signifie que votre densité est moyenne, voire abondante.

Pour les cheveux à faible densité, il faudra privilégier les produits avec une texture légère pour ne pas alourdir les cheveux et risquer ainsi de diminuer le volume.

Pour les cheveux à densité moyenne, aucune restriction ! Toutes les textures de produits peuvent être utilisées.

Pour les cheveux à densité abondante, il est conseillé d'adopter des produits avec une texture épaisse, comme des *leaves-in*, des beurres et des huiles.

Important : la densité peut évoluer tout au long de la vie. Elle peut diminuer pendant la grossesse, une maladie, une forte période de stress mais aussi avec l'âge.

L'épaisseur des cheveux

L'épaisseur correspond au diamètre d'un cheveu. Ce diamètre varie entre 50 et 100 micromètres. On distingue les cheveux fins, moyens et épais. Il est tout à fait possible d'avoir des cheveux fins et une chevelure dense et, à l'inverse, avoir des cheveux épais et une chevelure clairsemée.

Un cheveu épais va être plus résistant qu'un cheveu fin – il faudra être plus doux avec ce dernier.

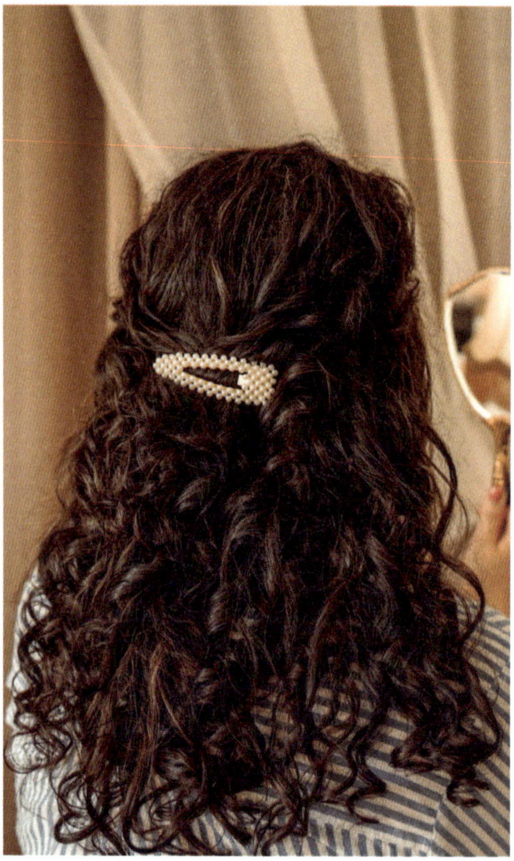

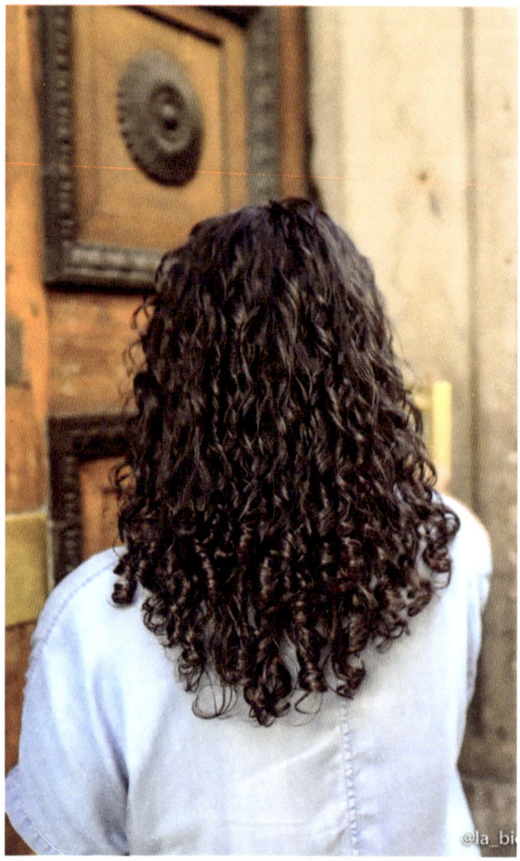

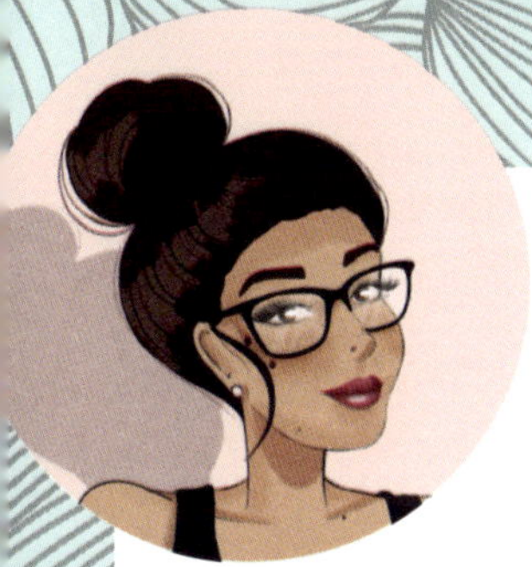

Le plan d'action

La durée d'une transition capillaire varie d'une personne à l'autre. Elle dure au minimum trois mois jusqu'à un an. Cela dépend de nombreux facteurs : mauvaise alimentation, produits inadaptés, irrégularité dans les soins capillaires, changement hormonal, stress, fatigue...

De plus, il faut un temps d'adaptation à vos cheveux qui ne pourront plus compter sur les silicones des cosmétiques conventionnels pour combler les brèches et avoir cet aspect soyeux.

Patience et rigueur sont de mises pour réussir une bonne transition capillaire.

Couper ce qui est abimé

C'est une étape indispensable afin de débuter votre transition capillaire sur des bases plus saines. Un cheveu est une matière morte et rien ne pourra le réparer. Le but est de couper ce qui est le plus abîmé. Vous pouvez soit opter pour un *big shop* – c'est-à-dire couper très court en une seule fois –, soit couper quelques centimètres par mois.

Les cheveux, ça repousse. Et en optant pour une routine de soins naturels, ils pousseront encore plus vite, croyez-moi.

La phase de détox capillaire ou clarification

Vous allez devoir procéder à ce qu'on appelle une détox capillaire, ou clarification. Personnellement, je n'en ai pas fait car quand j'ai débuté dans le naturel en 2013, je n'ai pas eu le réflexe de me renseigner. Je l'ai fait un peu au *feeling* en supprimant les cosmétiques conventionnels et en arrêtant de lisser mes cheveux.

La phase de détox va vous permettre d'éliminer les silicones et les restes de colorations ou lissages accumulés au fil du temps. Ainsi vous allez découvrir l'état réel de vos cheveux.

La durée de cette phase va dépendre de votre assiduité au niveau du protocole de soins et des produits que vous utilisiez auparavant. Par exemple, si vous avez fait de nombreux lissages couplés à des cosmétiques bourrés de silicone, c'est une phase qui durera forcément plus longtemps.

Durant cette période, je vous avoue que ça ne sera pas forcément facile. Mais tenez bon, la patience paye ! Et quelle satisfaction d'avoir ensuite de beaux cheveux sans faire du mal à sa santé et à la planète !

À savoir qu'une détox capillaire ne se fait pas seulement qu'au début d'une transition au naturel. Elle peut également se réaliser lorsque vous sentez que vos cheveux deviennent poisseux, ternes et/ou gras même après votre shampoing.

Les nombreux bienfaits de la clarification :

- elle remet les compteurs à zéro,
- elle allège les cheveux,
- elle régule l'excès de sébum.

La clarification au bicarbonate de soude

La clarification au bicarbonate de soude va nettoyer en profondeur la fibre capillaire. C'est aussi la plus radicale.

1. Mélanger une dose de shampoing naturel avec 1 cuillère à café de bicarbonate de soude (à ajuster selon la longueur et l'épaisseur des cheveux).
2. Appliquer sur l'ensemble de la chevelure en massant délicatement.
3. Rincer abondamment à l'eau claire.
4. Appliquer un masque hydratant sans silicone ni quat.
5. Laisser agir 30 minutes sous bonnet chauffant ou serviette chaude puis rincer. Pendant le temps de pose, pourquoi ne pas faire un gommage du corps (voir page 84) et un gommage du visage ?

Important :
Durant la détox au bicarbonate, les écailles de vos cheveux ont été ouvertes, il faudra donc les refermer. Vous devez impérativement terminer votre routine en utilisant une eau de rinçage. Pour cela, vous aurez besoin de 50 cl d'eau et de 2 cuillères à soupe de vinaigre de cidre bio (l'odeur ne reste pas dans les cheveux). Cette étape est importante ; sans cela, les écailles resteront ouvertes et le cheveu sera sec et très fragilisé.

À savoir

Cette méthode assèche les cheveux, aussi, pour une transition progressive, je vous conseille de réaliser au maximum une clarification par mois durant votre transition, puis de vous limiter à une clarification par saison (soit quatre en tout par an). Il ne faut pas en abuser afin de ne pas trop décaper et assécher vos cheveux.

La clarification à l'argile blanche ou verte

Cette clarification est beaucoup plus douce. L'argile blanche (kaolin), reconnue pour ses propriétés nettoyantes et purifiantes, sera plus adaptée aux cuirs chevelus sensibles.

L'argile verte Montmorillionite est reconnue pour ses propriétés nettoyantes, purifiantes et très absorbantes. Plus riche en silice (58 à 62 %) et en magnésium (10 %) que l'illite, elle a surtout un meilleur pouvoir adsorbant.

1. Mélanger de l'argile avec de l'eau jusqu'à former une pâte onctueuse (la quantité est à adapter selon la longueur et l'épaisseur des cheveux). Il est aussi possible de rajouter 1 cuillère à soupe de vinaigre de cidre, qui va rendre les cheveux doux et brillants, ou des actifs tels que de la protéine de soie ou de riz.
2. Humidifier les cheveux à l'aide d'un spray : l'application sera simplifiée.
3. Appliquer la préparation sur l'ensemble des cheveux des racines jusqu'aux pointes.
4. Couvrir les cheveux afin d'activer le soin grâce à la chaleur, laisser poser 15 minutes puis rincer abondamment à l'eau claire.
5. Appliquer ensuite un après-shampoing sans silicone ni quat.
6. Laisser agir l'après-shampoing 20 minutes sous un bonnet chauffant ou une serviette chaude (pour cette seconde option, il faudra la passer sous l'eau chaude et bien l'essorer régulièrement durant la pose) puis rincer et finir par un jet d'eau froide pour resserrer les écailles.

À savoir

L'argile fait dégorger les couleurs et les hennés. Pour préparer votre mélange avec de l'argile, n'utilisez pas d'ustensiles en métal car cela peut altérer les propriétés de l'argile. Privilégiez une cuillère en bois.

Composez

VOTRE ROUTINE CAPILLAIRE

Choisissez des produits exempts de composants controversés (voir pages 13 et suivantes) en fonction de votre type de cheveux.

Un shampoing doux afin de nettoyer vos cheveux sans les agresser. Un shampoing n'a pas pour vocation d'être un soin, il sert simplement à nettoyer. N'en attendez pas trop des shampoings bio et naturels pour faire des miracles sur vos cheveux. Si un shampoing assèche trop les cheveux ou inversement rend les cheveux poisseux, c'est qu'il ne vous convient pas.

Un après-shampoing pour permettre de démêler vos cheveux en douceur. Il apportera nutrition et hydratation et minimisera les éventuels effets asséchants des agents lavants.

Un masque capillaire (optionnel si vous avez utilisé un après-shampoing). Il a pour objectif de restructurer la fibre capillaire plus en profondeur. Les masques capillaires conviennent surtout aux cheveux déshydratés, sensibilisés et abîmés. S'utilise aussi en « pré-poo », c'est-à-dire en masque avant shampoing (technique à privilégier pour les cheveux fins et très secs).

Les produits coiffants, afin d'apporter protection aux cheveux et également former les boucles des cheveux texturés. Que vous ayez les cheveux lisses ou texturés, c'est une étape importante de votre routine capillaire naturelle. Parmi les produits coiffants vous trouverez :

- **des crèmes/laits capillaires sans rinçage** qui ont pour but d'empêcher la déshydratation des cheveux et de les protéger des différentes agressions ;
- **des gelées coiffantes sans rinçage** qui vont former les boucles et les fixer ;
- **des sérums huileux** (mélanges de différentes huiles végétales) qui vont sceller l'hydratation. Vous pouvez également utiliser une seule huile végétale dite « non pénétrante » – elle ne pénètre pas la cuticule mais se fixe sur le cheveu pour former un film lipidique qui va limiter l'évaporation d'eau et permettre au cheveu de rester hydraté. N'en abusez pas, quelques gouttes suffisent.

Les bons gestes
À ADOPTER

LES ÉTAPES D'UNE ROUTINE CAPILLAIRE POUR TOUS TYPES DE CHEVEUX

1

LE SHAMPOING

Il s'applique sur cheveux intégralement mouillés et s'émulsionne dans les mains (et non pas sur les cheveux directement), ce qui favorise sa répartition sur les cheveux. Pour les cheveux à tendance grasse, réaliser avant le shampoing un masque à l'argile verte sur les racines. Laisser poser 15 minutes, rincer et procéder au shampoing. Le mieux est d'effectuer le shampoing tête en bas, en procédant à de légers massages du crâne du bout des doigts, ce qui stimulera l'irrigation sanguine au niveau des folicules pileux et, de ce fait, activera la pousse des cheveux. Inutile de frictionner les longueurs des cheveux avec du shampoing, il vous suffit de faire glisser la mousse dessus.

Un ou deux shampoings ?

Généralement, vous aurez besoin de réaliser deux shampoings, plus particulièrement pour les cheveux épais et longs, ou si vous utilisez beaucoup de produits coiffants. Le premier va retirer le plus important du sébum et des impuretés, et le second va ôter les saletés et produits coiffants accumulés.

2

L'APRÈS-SHAMPOING ET/OU LE MASQUE

À appliquer à la suite du shampoing. Il suffit d'essorer délicatement les cheveux avec une serviette en bambou ou en microfibre avant de déposer l'après-shampoing sur les longueurs et les pointes afin de garder un maximum de ses propriétés. Le mieux est de diviser vos cheveux en deux pour mieux répartir le produit. À laisser poser 10 minutes sous une serviette chaude ou bonnet chauffant afin de maximiser son efficacité.

3

LE DÉMÊLAGE, À RÉALISER PENDANT LE TEMPS DE POSE DE L'APRÈS-SHAMPOING OU DU MASQUE

Une étape durant laquelle la douceur est de mise. Mouillés, les cheveux sont beaucoup plus fragiles.

Mon conseil : utiliser un peigne à grosses dents, diviser les cheveux en deux sections, commencer par le bas en remontant vers le haut. Pour les cheveux ondulés à frisés, le démêlage se finit tête en bas afin de procéder à la suite de la routine et former vos bouclettes !

4

LE RINÇAGE

Il doit être rigoureux pour éliminer l'excédent de soins capillaires (shampoing, après-shampoing, masque...) et éviter que les cheveux « n'étouffent » et ne graissent trop rapidement vos cheveux. Finissez par une eau de rinçage qui va refermer les écailles de vos cheveux, ou bien un rinçage à l'eau froide.

Quelques heures avant votre shampoing, vous pouvez préparer l'eau de rinçage en la conservant au frigo afin qu'elle soit froide. Il en existe plusieurs types.

- ***L'eau de rinçage au vinaigre de cidre***

L'une des plus connues dans le domaine de la « *green beauty* », pour apporter brillance aux cheveux. Le vinaigre de cidre va lisser la fibre capillaire en refermant les écailles de vos cheveux, tout en éliminant les résidus de produits et de calcaire qui les ternissent. Brillance et légèreté assurées !

Pour réaliser cette eau de rinçage, mélangez 50 cl d'eau très froide avec 2 cuillères à soupe de vinaigre de cidre – bio de préférence ☺.

- ***L'eau de rinçage à l'eau de riz :***

Pour une action lissante. Très chargée en amidon, l'eau de riz va permettre de lisser la fibre capillaire et de dompter les frisottis. Cette eau de rinçage peut être asséchante si on l'utilise trop régulièrement.

Pour réaliser cette eau de rinçage, il faut faire tremper du riz dans de l'eau bouillante (sans ajout de sel) le temps nécessaire à la cuisson du riz. Puis filtrez l'eau de cuisson et appliquez-la sur vos cheveux – de préférence, choisir un riz bio.

- ***L'eau de rinçage au thé vert :***

Pour une action antichute. Les catéchines présentent dans le thé contribuent à éviter la chute des cheveux tout en les rendant plus sains et plus forts.

Pour réaliser cette eau de rinçage, faites bouillir 50 cl d'eau avec 4 cuillères à soupe de thé vert.

- ***L'eau de rinçage à la bière :***

Pour apporter volume à vos cheveux.

Il suffit de dégazer une bière et de rincer vos cheveux avec. Vous pouvez mélanger 50 cl de bière plate avec 2 cuillères à soupe de vinaigre de cidre.

- ***L'eau de rinçage à la camomille :***

Pour une action éclaircissante pour les cheveux blonds.

Faites infuser 2 cuillères à soupe de fleurs de camomille ou une infusion de camomille dans 50 cl d'eau, laissez refroidir et rincez les cheveux avec.

5

LE SOIN SANS RINÇAGE (CRÈME/LAIT)

À appliquer sur l'ensemble des cheveux mouillés tête en bas (pour les cheveux ondulés à frisés). Décoller les racines avec les doigts ou au peigne afin de répartir le produit. Scruncher plusieurs fois en pressant les cheveux dans les mains tout en remontant jusqu'aux racines.
Pour les cheveux raides, appliquer le produit sur l'ensemble des cheveux, sans nécessairement le faire tête en bas.

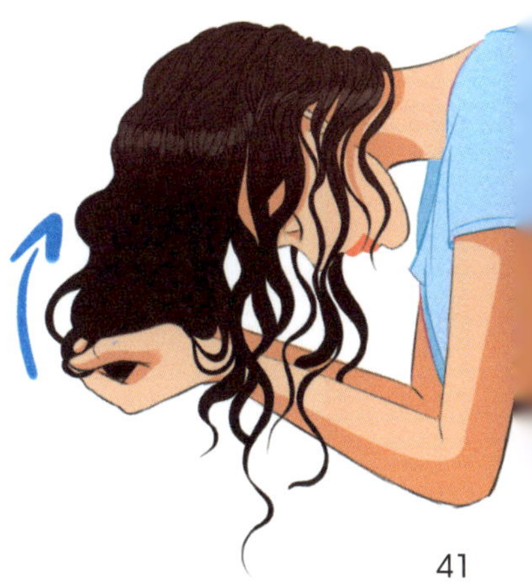

6

LE PRODUIT COIFFANT (TYPE GELÉE) UNIQUEMENT POUR LES CHEVEUX TEXTURÉS

Même procédé que pour le soin sans rinçage. À utiliser directement à la suite du soin sans rinçage sur cheveux mouillés. Appliquer la gelée sur l'ensemble des cheveux. Absorber l'excédent d'eau avec une serviette en bambou ou en coton, tout en continuant à scruncher.

Optionnel : sceller l'hydratation avec une noisette d'huile ou de sérum huileux (pour tous types de cheveux).

7

PROCÉDER AU « *PLOPPING* » – TECHNIQUE DE SÉCHAGE QUI PERMET DE DÉFINIR LES BOUCLES DES CHEVEUX TEXTURÉS ET À APPORTER DU VOLUME

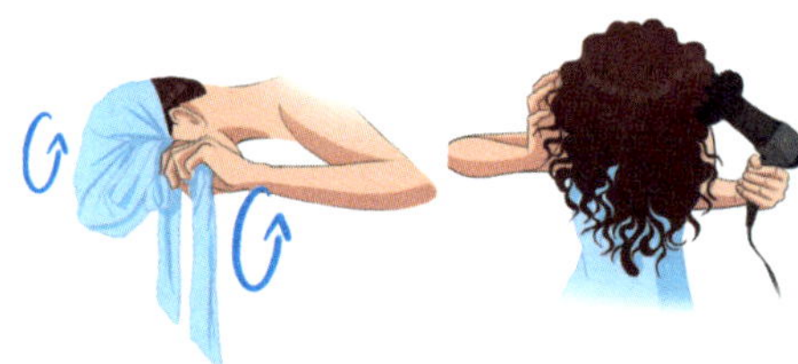

Poser à plat une serviette en microfibres, en bambou ou un tee-shirt en coton. Pencher la tête vers le bas et déposer les cheveux au centre de la serviette ou du tee-shirt. Enrouler les bords de la serviette ou du tee-shirt en formant une torsade des deux côtés, et les attacher sur l'avant de la tête en faisant un nœud. Laisser sécher en « *plopping* » 30 minutes puis à l'air libre ou en utilisant un sèche-cheveux avec diffuseur sur air tiède.

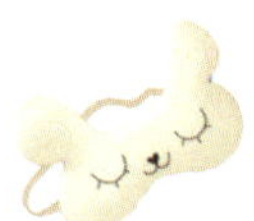

Night routine

Quel que soit le type de cheveux, il est important de protéger vos cheveux durant la nuit pour éviter les frottements sur l'oreiller, qui favorisent la casse.

Pour les cheveux texturés ondulés à frisés : appliquer du gel d'aloe vera sur l'ensemble des cheveux puis les attacher sur le haut du crâne façon palmier (type chignon relâché) pour ne pas casser les boucles. Ne pas trop serrer.

Pour les cheveux lisses et raides : ils pourront quant à eux être protégés par un kardoune ou par des tresses (qui minimisent les frottements sur l'oreiller).

En complément, utilisez un bonnet/foulard ou une taie d'oreiller en soie ou en satin. Ce matières maintiennent l'hydratation et protègent les cheveux des frottements durant la nuit, ce qui préserve ainsi les cheveux de la casse et prévient l'apparition précoce de fourches.

Pour les cheveux crépus : mélanger dans un spray ⅓ d'eau, ⅓ de gel d'aloe vera hydratant et ⅓ d'huile d'avocat nourrissante. Secouer et appliquer sur l'ensemble de la chevelure.

Attacher ensuite les cheveux façon « palmier » sur le haut du crâne ou réaliser des vanilles sans les coller aux racines (deux mèches enroulées l'une autour de l'autre) afin d'obtenir de jolies ondulations le lendemain matin.

L'astuce de Jade
du blog *Belledemain.fr*

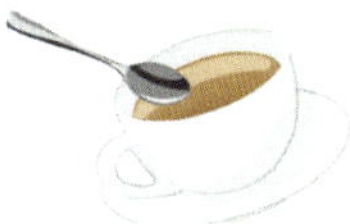

Morning routine

Le matin, vos cheveux ont bien besoin d'un coup de frais et d'un peu d'aide pour se remettre en place.

Pour les cheveux texturés ondulés à frisés : le matin, les cheveux texturés ont malgré tout besoin d'un rafraîchissement pour reformer leurs boucles. Pour cela, voici une routine très rapide à mettre en place.

1. Se placer tête en bas.
2. Humidifier les cheveux à l'eau à l'aide d'un vaporisteur ou d'un spray prêt à l'emploi[1].
3. Passer les doigts dans les cheveux afin de les démêler très grossièrement.
4. Scruncher afin de reformer les boucles.

En fonction du jour de votre dernière routine capillaire de lavage et des besoins de vos cheveux, voici d'autres soins à appliquer ensuite :

• une petite quantité de crème sans rinçage à bien chauffer dans les mains et à répartir sur l'ensemble des cheveux humidifiés ;
• un peu de gelée capillaire sans rinçage (ou gel de lin/d'aloe vera selon les préférences).

Puis, finir en scrunchant à l'aide d'une serviette pour absorber l'excédent d'eau et de produits capillaires (si vous êtes pressé, utilisez un sèche-cheveux avec diffuseur sur air tiède).

Optionnel : la dernière étape consiste à fixer vos boucles en utilisant la fonction « air froid » de votre sèche-cheveux.

Vous pouvez avoir l'impression que cette routine est longue et fastidieuse mais, en réalité, elle ne l'est absolument pas.

C'est même beaucoup moins fastidieux que de passer 15 à 30 minutes à se lisser les cheveux, et c'est surtout plus respectueux pour vos cheveux.

Pour cheveux lisses et raides : appliquer du shampoing sec (voir page 54) si les racines sont grasses.

Peigner les cheveux, appliquer une noisette de crème sans rinçage sur les longueurs et pointes.

1 Retrouvez tous ces produits sur mon blog dans la section « Shop mes favoris » : https://www.labiotista.fr/shop-mes-favoris-bio-et-naturels/

Pour les cheveux crépus : comme pour les cheveux ondulés à frisés, il est important de donner un coup de fraîcheur aux cheveux crépus le matin.

Voici une petite routine pour redonner forme et légèreté à la chevelure :

1. Défaire les vanilles ou la coiffure protectrice en secouant les cheveux afin de les laisser respirer.
2. Masser le cuir chevelu pour activer la circulation sanguine, ce qui favorisera leur pousse et les fortifiera.
3. Appliquer une petite quantité du spray eau/gel d'aloe vera/huile d'avocat (à secouer au préalable) et démêler grossièrement aux doigts en faisant attention à ne pas casser les ondulations créées par les vanilles.
4. Travailler les mèches aux doigts pour créer des boucles (technique du *Finger Coiling* qui consiste à créer des boucles en les enroulant autour de l'index plusieurs fois) en ajoutant un peu de lait capillaire si nécessaire. Attention à ne pas utiliser trop de produits au risque de laisser des résidus et de boucher la fibre capillaire. Il est également possible de se munir d'un peigne afro pour décoller les racines afin de créer du volume, ou d'une brosse spéciale cheveux crépus aux picots doux et souples pour les coiffer selon vos envies.

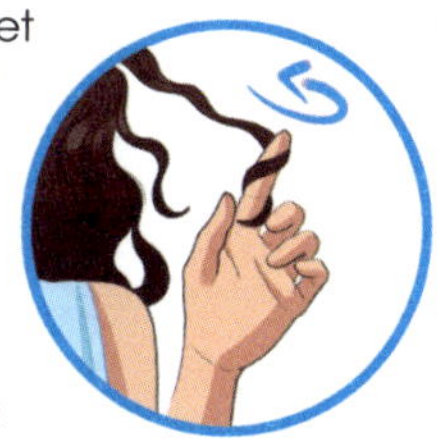

5. Sceller l'hydratation avec un peu d'huile de coco ou de brocoli. Ces huiles réduisent les frisottis et apportent également de la brillance.

Les cheveux crépus sèchent en général facilement à l'air libre. S'ils sont encore mouillés après votre routine du matin et que cela vous gêne, n'hésitez pas à les essuyer délicatement avec une serviette en microfibres ou à les sécher avec un sèche-cheveux à air froid.

L'astuce de Jade,
du blog *Belledemain.fr*

Les soins capillaires complémentaires

Durant votre transition capillaire et même après celle-ci, il est important d'instaurer une routine de soins hebdomadaires ou mensuels afin d'optimiser les résultats. Intégrer selon les besoins de vos cheveux des soins types.

Bains d'huiles : très appréciés des cheveux texturés souvent secs et cassants. Grâce à leur teneur en acides gras, les huiles végétales sont idéales pour renforcer et gainer la fibre capillaire.

Elles feront des merveilles sur les cheveux secs et sur les cuirs chevelus sensibles ou à tendance pelliculaire. Il existe de nombreuses huiles végétales qui répondent à différentes problématiques (voir le tableau des huiles végétales, pages 111 et 112).

Il faudra cependant opter pour des huiles qui pénètrent le cheveu jusqu'au cortex pilaire. De préférence les choisir bio et de première pression à froid.

Fréquence : maximum une fois par semaine.

Des cheveux qui manquent de nutrition sont fourchus et cassants, ternes/en manque de brillance.

Les étapes pour réaliser un bain d'huile (sur cheveux secs)

1. Mettre un peu d'huile dans les mains, chauffer puis appliquer sur les cheveux des racines jusqu'aux pointes.

2. Masser le crâne de préférence tête en bas pour activer la circulation sanguine.

3. Laisser poser une heure minimum sous bonnet chauffant.

4. Procéder au shampoing habituel.

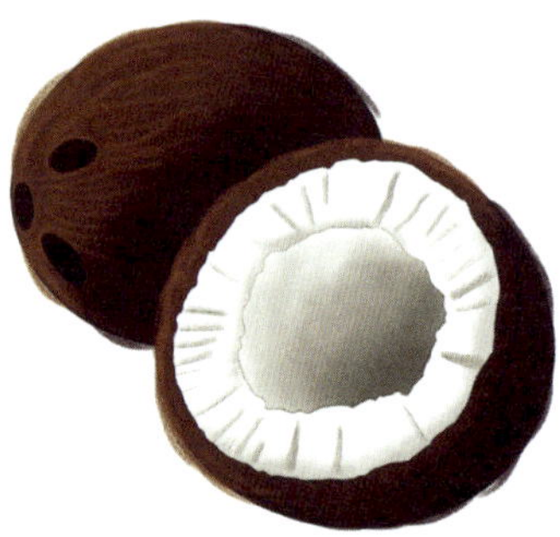

Les erreurs à éviter

· Ne saturez pas vos cheveux d'huile.
Sinon, vous aurez beaucoup de mal à les rincer et cela aura des effets négatifs sur vos cheveux (augmentation de la production de sébum, apparition de pellicules).

· N'en réalisez pas trop souvent.
Un bain d'huile par semaine est la fréquence maximale pour éviter de saturer votre cheveu trop rapidement.

· Ne rincez pas votre bain d'huile en réalisant plusieurs shampoings.
Le bain d'huile sert à protéger le cheveu. Le décaper ensuite en faisant trois ou quatre shampoings fait perdre tout son intérêt au bain d'huile.

· Ne changez pas d'huile trop souvent.
Vos cheveux ont également besoin d'un temps d'adaptation, un peu comme la peau.

Masques aux poudres ayurvédiques : les poudres ayurvédiques sont idéales pour fortifier les cheveux, stimuler la pousse, apporter volume et brillance, réguler les cuirs chevelus gras, lutter contre les pellicules.

Fréquence : une à deux fois par mois.

Les étapes pour réaliser un masque aux poudres

1. Former une pâte onctueuse en mélangeant les poudres de plantes avec de l'eau chaude.

2. Ajouter quelques humectants et émollients de votre choix (voir le tableau des actifs, page 114 et 115).

3. Appliquer un peu du mélange sur le cuir chevelu en massant doucement puis le reste de pâte sur les longueurs.

4. Laisser poser 30 minutes puis rincer abondamment à l'eau claire.

5. Procéder au shampoing habituel, sauf si des poudres dites « lavantes » (dotées d'un pouvoir lavant grâce à leur teneur en saponine) ont été utilisées.

6. Finir par un rinçage au vinaigre ou à l'eau froide.

Masques protéinés : les protéines aident à combler les brèches en surface de la fibre, à gainer le cheveu dans un film protecteur et à lisser la cuticule. Le cheveu est lui-même constitué de protéines : la kératine (les traitements chimiques et les appareils chauffants détruisent la kératine et fragilisent les cheveux).

Attention, un excès de protéines peut assécher vos cheveux, il ne faut donc pas réaliser ces masques trop souvent.

Fréquence : une fois par mois maximum, avant shampoing.

Les étapes pour réaliser un masque protéiné

1. Le mieux est d'acheter une base neutre de masque capillaire naturel et d'y ajouter des protéines hydrolysées (protéines de soie, de riz, de blé) ou de réaliser un masque capillaire maison contenant des sources de protéines telles que du jaune d'œuf, du blanc d'œuf, de la banane, de l'avocat mélangé à du miel ou des huiles végétales.

2. Appliquer sur l'ensemble de la chevelure et laisser poser sous un bonnet chauffant entre 30 minutes à 1 heure.

3. Rincer abondamment à l'eau claire puis procéder au shampoing habituel.

Entre deux masques protéinés, réaliser des masques hydratants pour entretenir le résultat.

Masques hydratants : À réaliser après votre shampoing. Les cheveux texturés ont naturellement besoin d'eau et encore plus s'ils ont subi des transformations (lissages, défrisages) ou été abîmés par des appareils chauffants.

Un cheveu en manque d'hydratation, c'est un cheveu mousseux avec beaucoup de frisottis, sec et rêche, qui s'emmêle facilement.

Fréquence : une fois par semaine.

Les étapes pour réaliser un masque hydratant

1. Intégrer des ingrédients comme l'aloe vera (voir page 59), le gel de lin (voir page 58), le miel, les produits laitiers (voir tableau des actifs, pages 114 et 115, et les recettes de masque données dans l'ouvrage) dans la routine.

2. Laisser poser le masque sous bonnet chauffant pendant 30 minutes, puis rincer abondamment.

3. Continuer la routine de lavage habituelle.

Gommage capillaire : À réaliser tous les deux ou trois mois en fonction de vos cheveux pour permettre au cuir chevelu de « respirer » afin que les cheveux puissent bénéficier de tous les soins complémentaires (déconseillé aux cuirs chevelus irrités - voir page 48).

Colorer ses cheveux naturellement

Quelle est la différence entre henné et coloration végétale ?

Le henné naturel dit *lawsonia inermis* est une poudre colorante issue d'une plante ; ses teintes vont du cuivré au rouge en passant par l'acajou. Selon le pays d'origine, les teintes diffèrent :

- acajou pour le henné du Rajasthan ;
- cuivré pour le henné d'Égypte ;
- rouge pour le henné du Yémen.

Il existe également le henné neutre, qui ne colore pas mais apporte un soin aux cheveux : il se nomme *cassia auriculata leaf.*

La coloration végétale, quant à elle, est composée de poudres de plantes telles que le brou de noix, la camomille, l'indigo, le curcuma, le kartam. Elle peut contenir du henné mais pas toujours.

Quels sont les bienfaits d'une coloration végétale ?

Vrais soins pour les cheveux, les colorations végétales apportent brillance et souplesse à vos cheveux tout en les gainant.

Contrairement aux colorations pétrochimiques, qui vont pénétrer en profondeur dans la fibre capillaire pour en modifier la couleur naturelle, la coloration végétale, quant à elle, va recouvrir la fibre pour un effet colorant et soignant. On évite ainsi d'abîmer le cheveu, en lui offrant une barrière de protection.

Attention : les colorations végétales peuvent assécher momentanément les cheveux. Pensez à rajouter quelques agents hydratants dans votre préparation : glycérine, miel, yaourt végétal ou aloe vera.

Peut-on faire une coloration végétale sur des cheveux colorés chimiquement ?

Oui, bien sûr. J'ai coloré mes cheveux chimiquement pendant des années avant de passer à la teinture végétale. Néanmoins, il est nécessaire de faire très attention si vous avez les cheveux décolorés ou éclaircis. Il sera nécessaire de faire une clarification à l'argile verte ou au bicarbonate de soude (voir page 38).

Peut-on faire une coloration chimique après avoir utilisé des colorations végétales ?

Oui, mais il faudra patienter quelques mois avant de pouvoir recolorer vos cheveux chimiquement pour que la couleur pénètre bien la fibre capillaire. Mais si vous avez décidé de passer au naturel, cela m'étonnerait que vous repassiez à une coloration chimique.

Est-il possible de décolorer mes cheveux en blond de manière naturelle ?

Non, il n'est pas possible de décolorer vos cheveux naturellement pour avoir des cheveux blonds. La coloration végétale n'a pas ce pouvoir. Il est donc impossible avec de la coloration végétale d'obtenir du blond clair sur un brun foncé par exemple ; il faudra passer par des produits chimiques décolorants.

Au mieux, les cheveux clairs pourront avoir un effet avec des reflets dorés.

Comment éclaircir des cheveux devenus trop foncés à cause de multiples colorations au henné ?

Il est possible d'atténuer une coloration végétale mais pas de l'enlever totalement. Vous pouvez procéder à des clarifications tous les deux mois grâce aux masques à l'argile verte pour faire dégorger au maximum le henné et espérer un résultat visible. Vous pouvez utiliser du miel en masque à laisser poser plus de huit heures (le miel a un pouvoir éclaircissant en pause longue).

Conseil : pour éviter de trop foncer vos cheveux au fur et à mesure des applications, il est recommandé de ne colorer que les racines toutes les deux ou trois applications afin de couvrir les cheveux blancs sans colorer le reste des cheveux.

La coloration végétale couvre-t-elle entièrement les cheveux blancs ?

Les résultats varient selon la quantité de cheveux blancs à couvrir et la qualité des poudres. Le temps de pose sera plus long que pour une pose de coloration chimique et va varier selon la personne. Le naturel n'est pas une science exacte.

Pour quels types de cheveux ?

Pour tous types de cheveux. Les colorations étant des soins, mon avis est qu'elles raviront toutes les chevelures. Le henné et les poudres colorantes sont particulièrement adaptés à toutes les teintes de châtain, brun, roux, acajou…

Les inconvénients des colorations végétales

- Elles sont moins rapides à réaliser qu'une coloration chimique ;
- elles peuvent assécher le cheveu ;
- elles détendent les boucles ;
- le choix des teintes est restreint (on oublie le blond quand on est brune).

Une coloration végétale est-elle facile à préparer et à poser ?

Les marques détaillent toujours bien le protocole à suivre sur la notice.

• Il faut mélanger la poudre colorante à l'aide d'un pinceau dans un bol non métallique avec de l'eau chaude à 70 °C, sauf pour la teinte brune (50 °C). En l'absence de thermomètre, mettre de l'eau chaude mais non bouillante pour ne pas brûler les pigments.

• Humidifier au préalable les cheveux avec un vaporisateur ; l'application en sera facilitée.

• Diviser les cheveux en deux parties et appliquer la coloration, soit à l'aide d'un pinceau, soit aux doigts (avec des gants), en commençant par le bas pour remonter vers le haut.

• Couvrir les cheveux avec une charlotte et une serviette (pour éviter les coulures et maintenir la préparation au chaud).

Temps de pose : entre 30 minutes et 1 heure 30 selon la couleur. Les temps de pose sont indiqués sur les colorations végétales prêtes à l'emploi.

Y a-t-il des contre-indications ?

Aucune contre-indication à l'utilisation des colorations végétales, à condition qu'elles soient bien entièrement naturelles, exempts d'ammoniaque, de paraphénylènediamine (PPD), d'acide picrique, de sels métalliques, de colorants synthétiques, de conservateurs et de parfums ajoutés.

Toujours faire un test sur le pli du coude 48 heures avant d'utiliser n'importe quel produit, naturel ou non.

Quel est le prix d'une couleur végétale ?

Le prix est variable selon la marque ainsi que si vous la réalisez à votre domicile ou en salon de coiffure naturel. Si vous faites votre henné à la maison, cela vous reviendra moins cher car le henné reste longtemps sur les longueurs et on ne voit pas de démarcation nette aux racines.

Est-ce obligatoire de procéder à une pose en deux temps ?

Non, cela n'est pas nécessaire sauf si la coloration végétale contient de l'indigo. La prépigmentation est une étape importante car l'indigo a besoin des molécules du henné pour mieux se fixer aux cheveux.

En deux temps, il faut d'abord procéder à une coloration contenant du henné d'Égypte ou du Rajasthan et, ensuite, après rinçage, il faut laisser poser votre coloration végétale avec la teinte souhaitée.

Et les cheveux décolorés dans tout ça ?

Très souvent, des femmes aux cheveux décolorés veulent également passer au naturel mais se posent majoritairement deux questions :

Est-ce utile de passer à une routine capillaire naturelle ? N'est-ce pas contre-productif ?

Il est toujours utile et positif de passer à une routine naturelle car utiliser des cosmétiques naturels n'est pas uniquement une question de résultat mais aussi une question de santé et de bien-être. Peut-être qu'avec le temps vous finirez par ne plus décolorer vos cheveux !

Quels produits utiliser ?

Vous pouvez utiliser des produits capillaires pour cheveux colorés mais il existe très peu de produits naturels pour entretenir un blond décoloré : les fameux shampoings et soins bleus.

Découvrez dans les pages qui suivent quelques recettes maison naturelles pour vos cheveux.

Gommage capillaire minute

Ce gommage est réservé aux adultes, et s'effectue avant le shampoing.

MATÉRIEL

- 1 bol
- 1 cuillère

INGRÉDIENTS

- 4 c. à soupe de sucre en poudre
- 1 c. à soupe de miel
- 1 goutte d'huile essentielle au choix (facultatif)

PRÉPARATION

- Mélanger le sucre et le miel dans un bol.

UTILISATION

- Appliquer le gommage sur les racines et masser doucement, puis rincer à l'eau claire.
- Procéder ensuite à la routine cheveux habituelle.

CONSERVATION

C'est un gommage « minute » destiné à un usage unique et immédiat.

Attention

Certaines huiles essentielles sont déconseillées aux femmes enceintes ou allaitantes, aux bébés de moins de 3 mois et aux personnes épileptiques. Bien vérifier les propriétés et contre-indications de chaque huile essentielle avant utilisation.

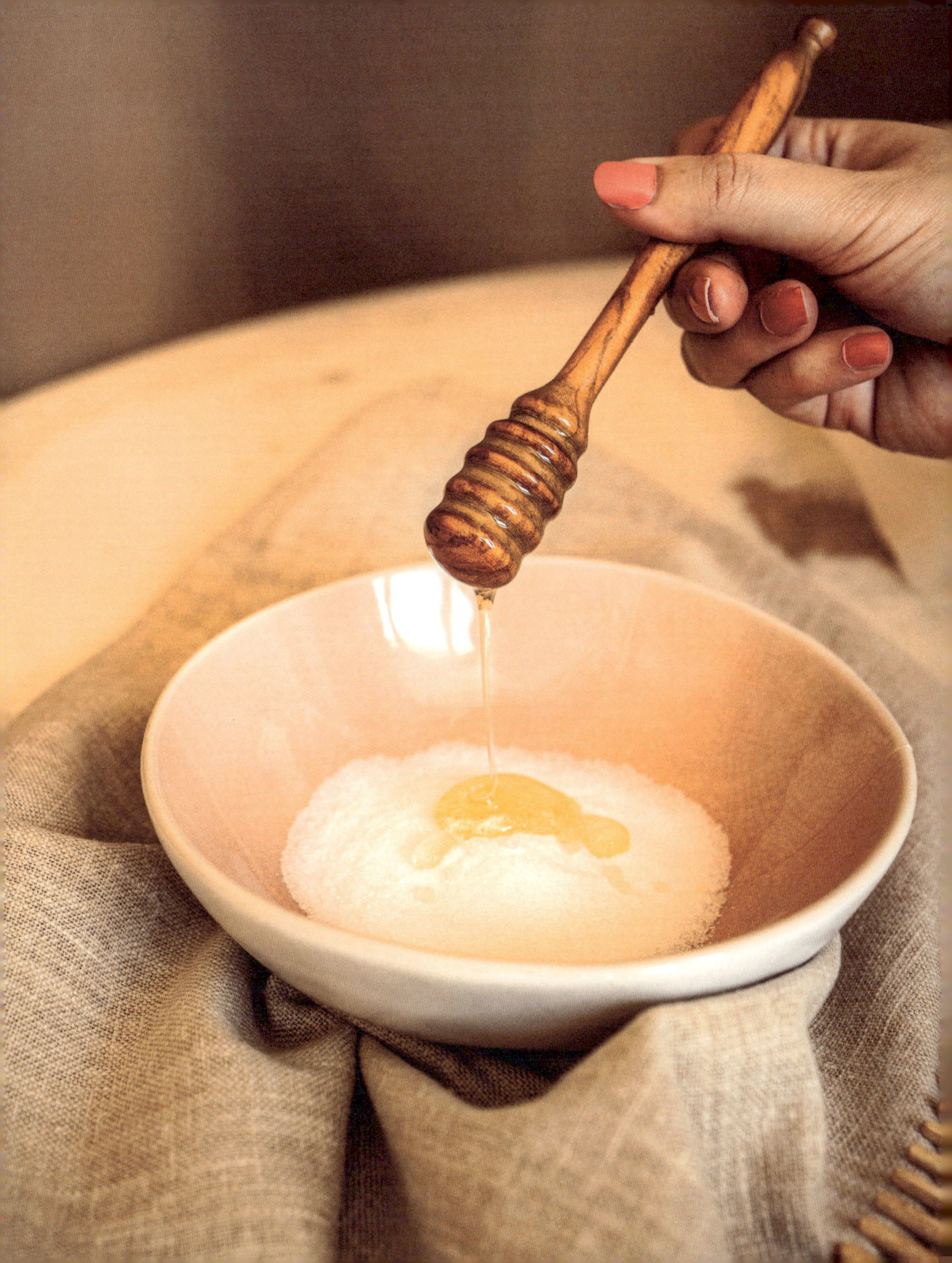

Sérum activateur de pousse

Pour les adultes, ce sérum va accélérer la pousse des cheveux.

MATÉRIEL

• 1 flacon pompe de 100 ml

INGRÉDIENTS

• 40 ml d'huile végétale de moutarde

• 20 ml d'huile végétale de ricin

• 40 ml d'huile végétale de Nigelle

• 8 gouttes de vitamine E

• 2 gouttes d'huile essentielle de Bay de St Thomas (facultatif)

PRÉPARATION

• Verser tous les ingrédients dans le flacon.

• Agiter, c'est prêt !

UTILISATION

• Appliquer sur les racines en massant votre cuir chevelu plusieurs minutes pour activer la circulation sanguine (tête en bas c'est encore mieux).

• Laisser poser 30 minutes sous un bonnet chauffant avant de procéder à votre shampoing.

• Pour rincer un bain d'huile, appliquer le shampoing et masser vos cheveux avant de les mouiller afin de décoller l'huile. Puls mouiller et continuer le shampoing.

CONSERVATION

Ce sérum se conserve six mois dans un endroit sec à l'abri de la chaleur et de la lumière.

Attention

Certaines huiles essentielles sont déconseillées aux femmes enceintes ou allaitantes, aux bébés de moins de 3 mois et aux personnes épileptiques. Bien vérifier les propriétés et contre-indications de chaque huile essentielle avant utilisation.

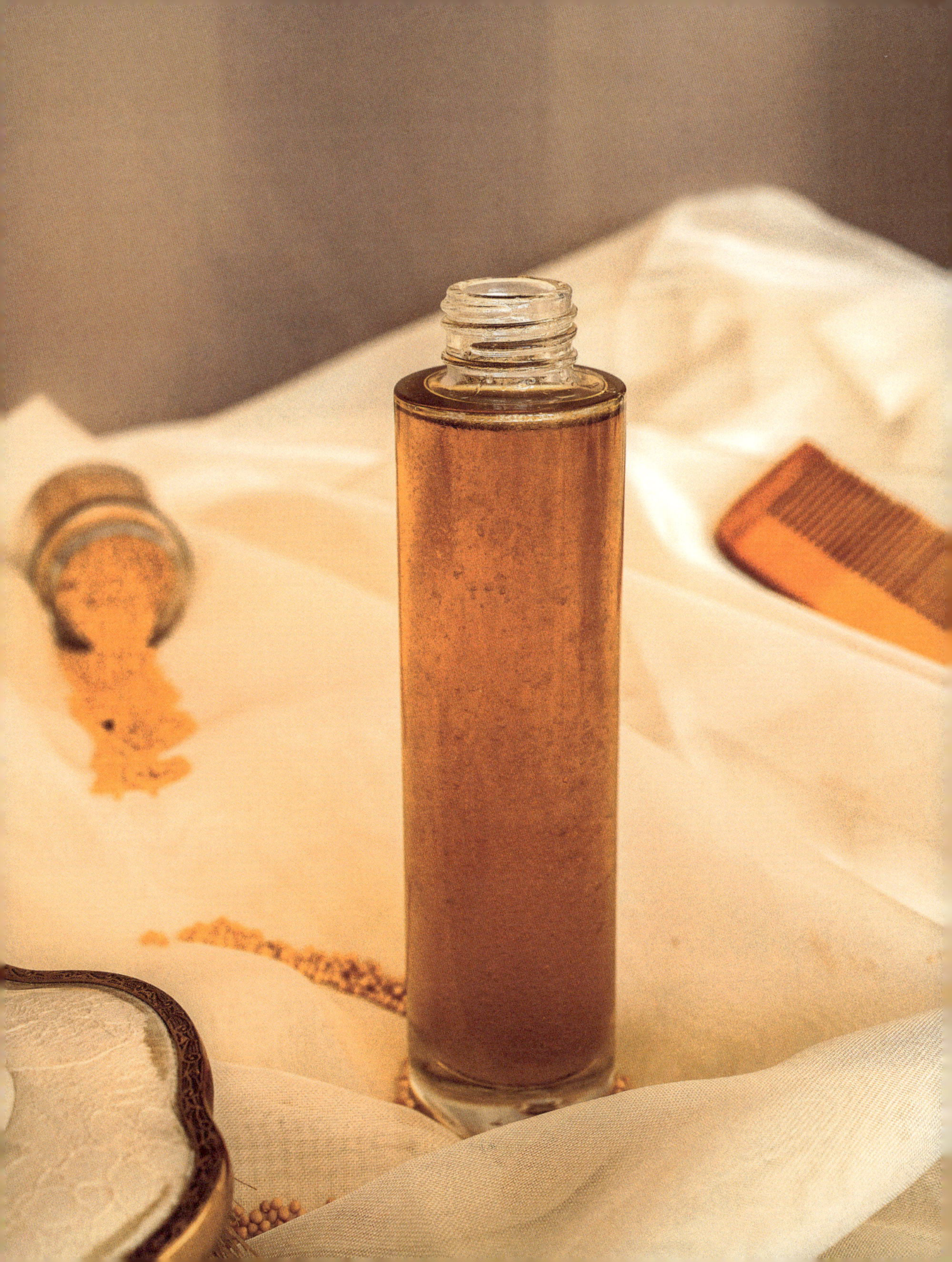

Shampoing solide personnalisable

Pour toute la famille (selon les composants utilisés – voir le tableau des composants à partir de la page 111).

MATÉRIEL

- 1 bol
- 1 casserole
- 1 spatule
- 1 balance de précision
- 1 moule

INGRÉDIENTS

- 35 g de tensioactif SCI
- 30 ml d'eau minérale
- 20 g de poudre ayurvédique ou d'argile au choix
- 10 ml d'huile végétale au choix
- 4 g d'actifs cosmétiques au choix
- 1 ml d'huile essentielle au choix (soit environ 35 gouttes)

PRÉPARATION

- Mettre le tensioactif, l'eau, la poudre et l'huile végétale dans le bol.
- Faire fondre au bain-marie à feu doux tout en mélangeant la préparation.
- Hors du feu, ajouter les actifs. Mélanger de nouveau.
- Transvaser la préparation dans votre moule et compresser à l'aide de vos doigts pour bien tasser.
- Laisser sécher une semaine avant de l'utiliser.

UTILISATION

Il suffit d'humidifier un peu le shampoing et de le faire mousser dans les mains.

CONSERVATION

Bien laisser sécher le shampoing sec entre chaque application pour le conserver plus longtemps.

Attention

Certaines huiles essentielles sont déconseillées aux femmes enceintes ou allaitantes, aux bébés de moins de 3 mois et aux personnes épileptiques. Bien vérifier les propriétés et contre-indications de chaque huile essentielle avant utilisation.

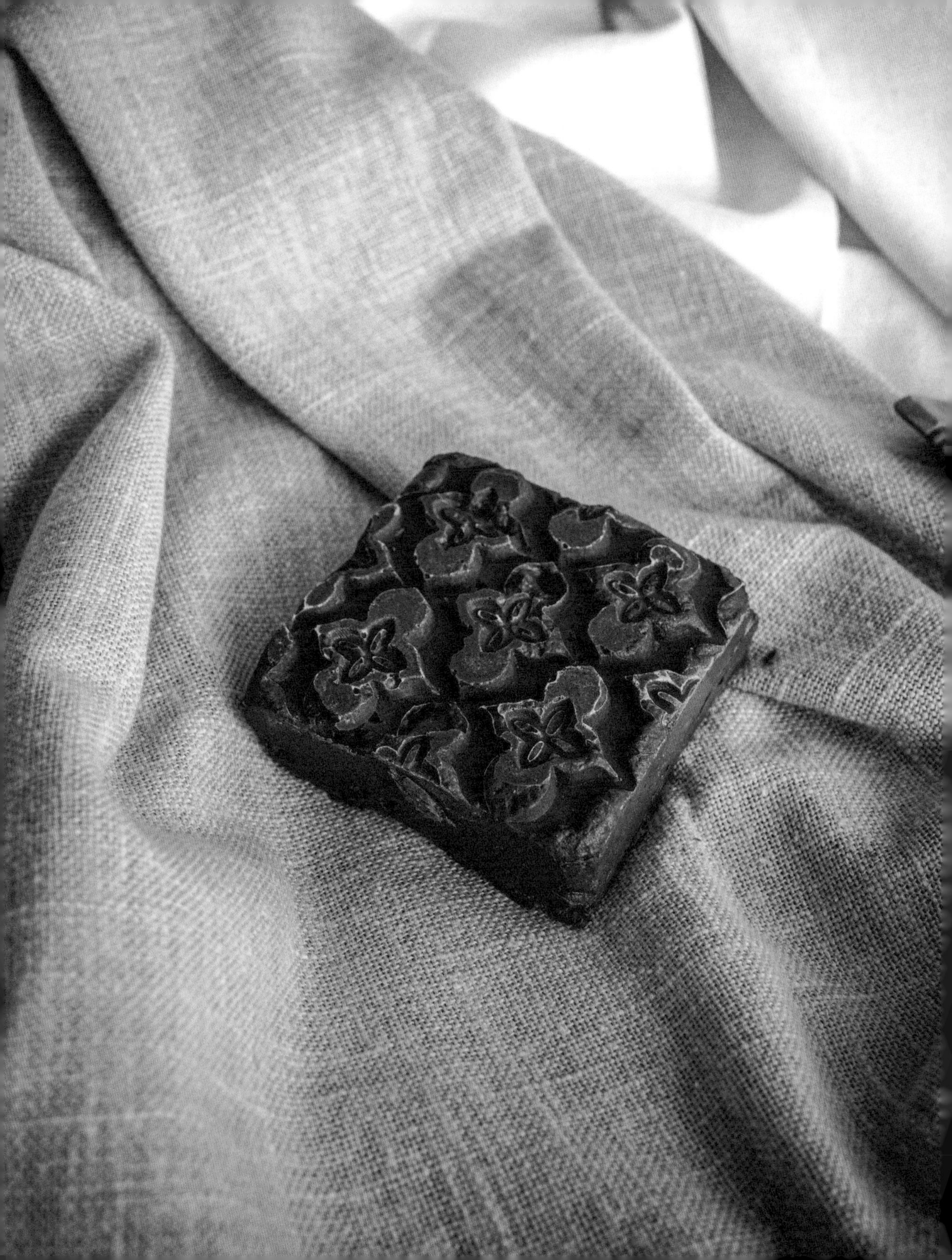

Shampoing sec

Pour hommes et adolescents également, il permet d'espacer les shampoings durant la transition capillaire ou pour les cuirs chevelus qui ont tendance à vite regraisser.

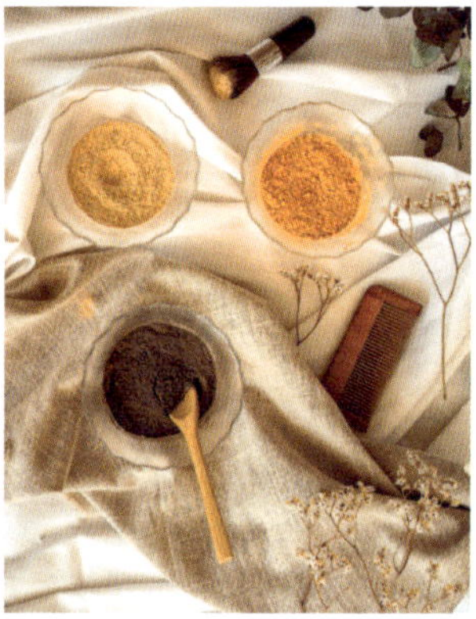

MATÉRIEL

- 1 bocal hermétique
- 1 pinceau à blush

INGRÉDIENTS

Pour cheveux foncés :

- 20 g de brou de noix
- 10 g de cacao en poudre
- 20 g de maïzena

Pour cheveux blonds :

- 20 g de fécule de maïs
- 20 g d'argile jaune
- 10 g de poudre ayurvédique de Kachur Sugandhi

Pour cheveux roux :

- 10 g de fécule de maïs
- 20 g de poudre ayurvédique d'orange
- 20 g de cannelle en poudre

PRÉPARATION

- Verser les poudres dans un pot hermétique.
- Mélanger, c'est prêt !

UTILISATION

Prélever une petite quantité de poudre avec le pinceau à blush et déposer sur le cuir chevelu. Masser doucement pour répartir. Attendre quelques minutes que la poudre absorbe l'excès de sébum, puis brosser pour éliminer l'excédent de poudre (pour les cheveux lisses) ou tapoter le cuir chevelu (pour les cheveux texturés).

Masque fortifiant minute aux poudres ayurvédiques

Pour toute la famille, à l'exception des bébés.

Les quantités de ce masque sont à adapter selon la longueur et la densité des cheveux.

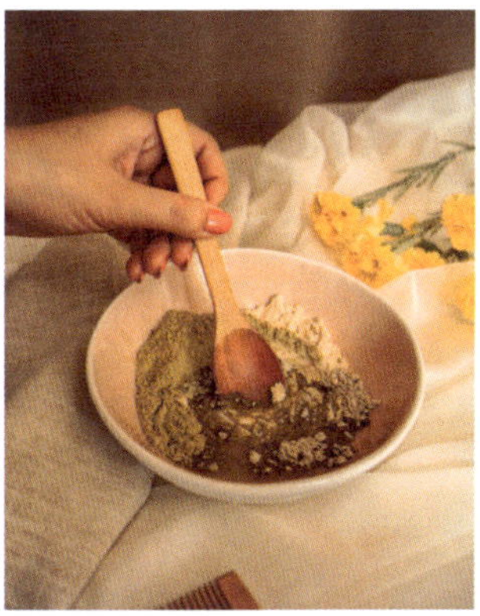

MATÉRIEL

- 1 bol
- 1 cuillère

INGRÉDIENTS

- 2 c. à soupe de henné neutre
- 1 c. à soupe de poudre ayurvédique de Kachur Sugandhi
- 1 c. à soupe de guimauve en poudre
- Eau chaude
- 2 c. à soupe d'aloe vera
- 1 c. à soupe d'après-shampoing

PRÉPARATION

- Mettre les poudres dans un bol et les mélanger.
- Ajouter l'eau chaude et mélanger afin d'obtenir une texture homogène.
- Ajouter ensuite l'aloe vera et l'après-shampoing. Mélanger de nouveau.

UTILISATION

Appliquer le masque sur cheveux humides, mèche par mèche, puis masser le cuir chevelu. Laisser poser sous un bonnet chauffant 30 minutes, puis rincer à l'eau claire.

CONSERVATION

C'est un masque « minute » destiné à un usage unique et immédiat.

Masque hydratant minute

Pour toute la famille.

Les quantités de ce masque sont à adapter selon la longueur et la densité des cheveux.

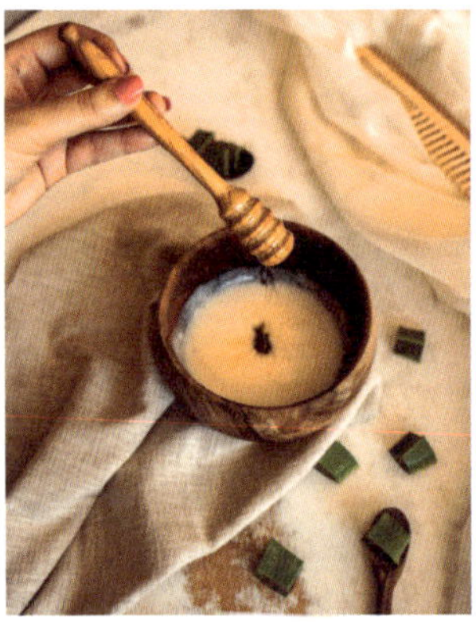

MATÉRIEL

- 1 bol
- 1 cuillère

INGRÉDIENTS

- 2 c. à soupe de miel
- 2 c. à soupe de yaourt végétal
- 1 c. à soupe de gel d'aloe vera
- 1 c. à soupe d'hydrolat de votre choix

PRÉPARATION

- Mettre tous les ingrédients dans un bol et mélanger jusqu'à obtenir une consistance fluide.
- Appliquer le masque sur cheveux propres et essorés, mèche par mèche, des racines jusqu'aux pointes.
- Laisser poser 30 minutes sous un bonnet chauffant.
- Rincer à l'eau claire puis procéder à la suite de la routine capillaire habituelle.

UTILISATION

Ce masque est à réaliser après le shampoing.

CONSERVATION

C'est un masque « minute » destiné à un usage unique et immédiat.

Masque à la maïzena

Pour toute la famille.

Les quantités de ce masque sont à adapter selon la longueur et la densité des cheveux.

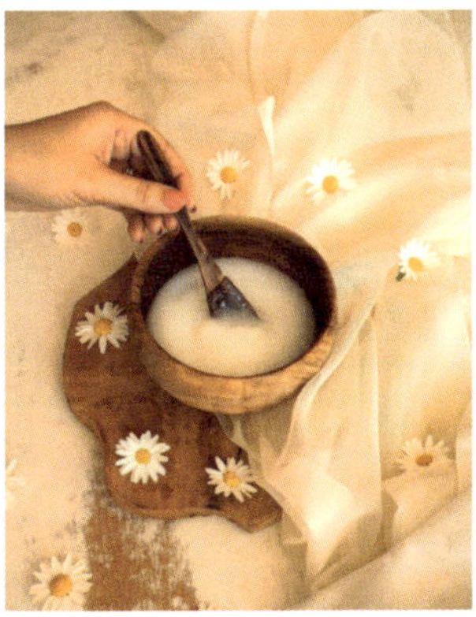

MATÉRIEL

- 1 casserole
- 1 cuillère en bois
- 1 bol

INGRÉDIENTS

- 3 c. à soupe de maïzena
- 2 tasses d'eau

PRÉPARATION

- Mettre la maïzena et l'eau dans une casserole.
- Chauffer cette préparation à feux doux.
- Remuer jusqu'à obtenir une texture crémeuse.
- Transférer le masque dans un bol.

UTILISATION

Appliquer sur cheveux propres et humides, laisser poser trente minute, puis rincer abondamment.

CONSERVATION

C'est un masque « minute » destiné à un usage unique et immédiat.

Gel de lin

Pour toute la famille, ce gel maintient l'hydratation et permet de fixer les boucles des cheveux texturés.

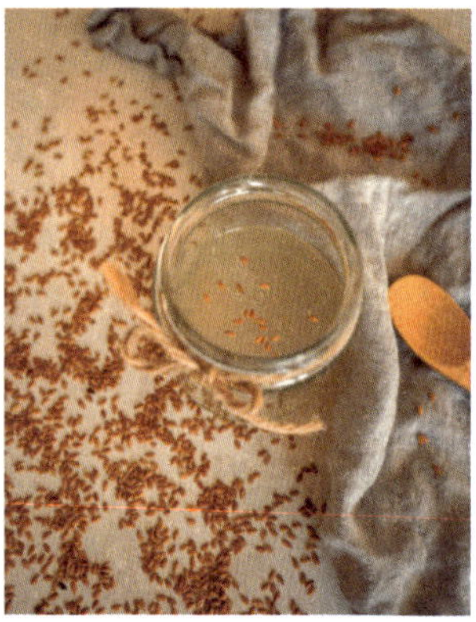

MATÉRIEL

- 1 casserole
- 1 fouet
- 1 tamis
- 1 pot de 250 ml

INGRÉDIENTS

- 3 c. à soupe de graines de lin brunes bio
- 250 ml d'eau
- 45 gouttes de Cosgard (facultatif)

PRÉPARATION

• Verser les graines de lin dans une casserole, ajouter 250 ml d'eau et faire bouillir 5 à 7 minutes à feu doux (plus vous laisserez bouillir la préparation, plus le gel deviendra épais). Remuer de temps en temps ; une mousse blanche va se former.

• Lorsque le mélange devient visqueux, le retirer du feu et laisser tiédir (sans qu'il ne devienne froid), puis filtrer la préparation avec un tamis au-dessus du pot.

UTILISATION

Ce gel peut être appliqué sur cheveux secs ou humides.

CONSERVATION

Il se conserve une semaine au frigo. Pour le conserver une semaine de plus, ajouter 20 gouttes de Cosgard pour 100 ml.

Gel d'aloe vera

Pour toute la famille, ce gel maintient l'hydratation et permet de fixer les boucles des cheveux texturés.

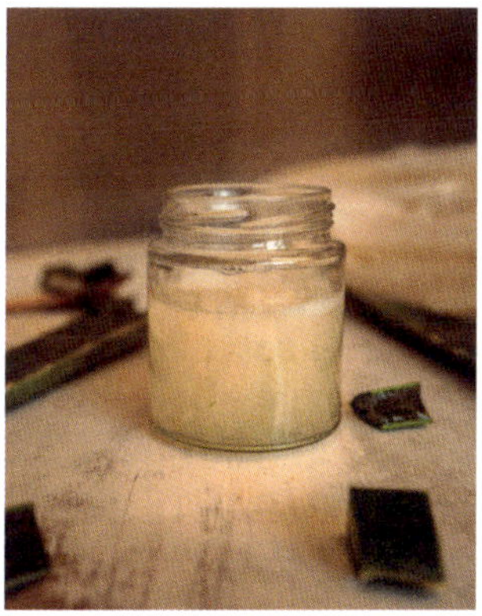

MATÉRIEL

- 1 mixeur
- 1 tamis
- 1 flacon pompe de 200 ml

INGRÉDIENTS

- 1 branche d'aloe vera bio
- 40 gouttes de Cosgard (facultatif)

PRÉPARATION

- Retirer toute la peau de la branche.
- Récupérer la pulpe et la couper en morceaux.
- Mixez.
- Passer la mixture au tamis au-dessus d'un récipient et laisser s'écouler le gel.
- Tansvaser le gel dans un flacon pompe.

UTILISATION

Ce gel s'applique sur cheveux humides après la crème de soin ou en utilisation seul (en fonction des besoins de vos cheveux). Il peut également s'appliquer sur cheveux secs.

CONSERVATION

Il se conserve une semaine au frigo. Pour le conserver une semaine de plus, ajouter 20 gouttes de Cosgard pour 100 ml.

Spray hydratant

Pour toute la famille, ce spray permet de rafraîchir la chevelure tout en maintenant son hydratation.

MATÉRIEL

- 1 bol
- 1 fouet
- 1 entonnoir
- 1 flacon spray de 200 ml

INGRÉDIENTS

- 150 ml d'hydrolat au choix ou une infusion de plantes
- 35 ml de gel d'aloe vera
- 15 ml de glycérine végétale
- 1 ml de protéine de riz
- 1 ml de protéine de soie
- 1 ml de conservateur de Leucidal

PRÉPARATION

- Dans un bol, verser le gel d'aloe vera puis le reste des ingrédients. Mélanger bien au fouet.
- Transférez la préparation à l'aide d'un entonnoir dans un flacon spray.
- Bien fermer le flacon et agiter.

UTILISATION

Ce spray hydratant s'utilise sur cheveux mouillés avant l'application de produits coiffants, ou sur cheveux secs pour rafraîchir la chevelure.

CONSERVATION

Il peut se conserver un mois dans un endroit sec à l'abri de la lumière et de la chaleur. À conserver idéalement au frigo.

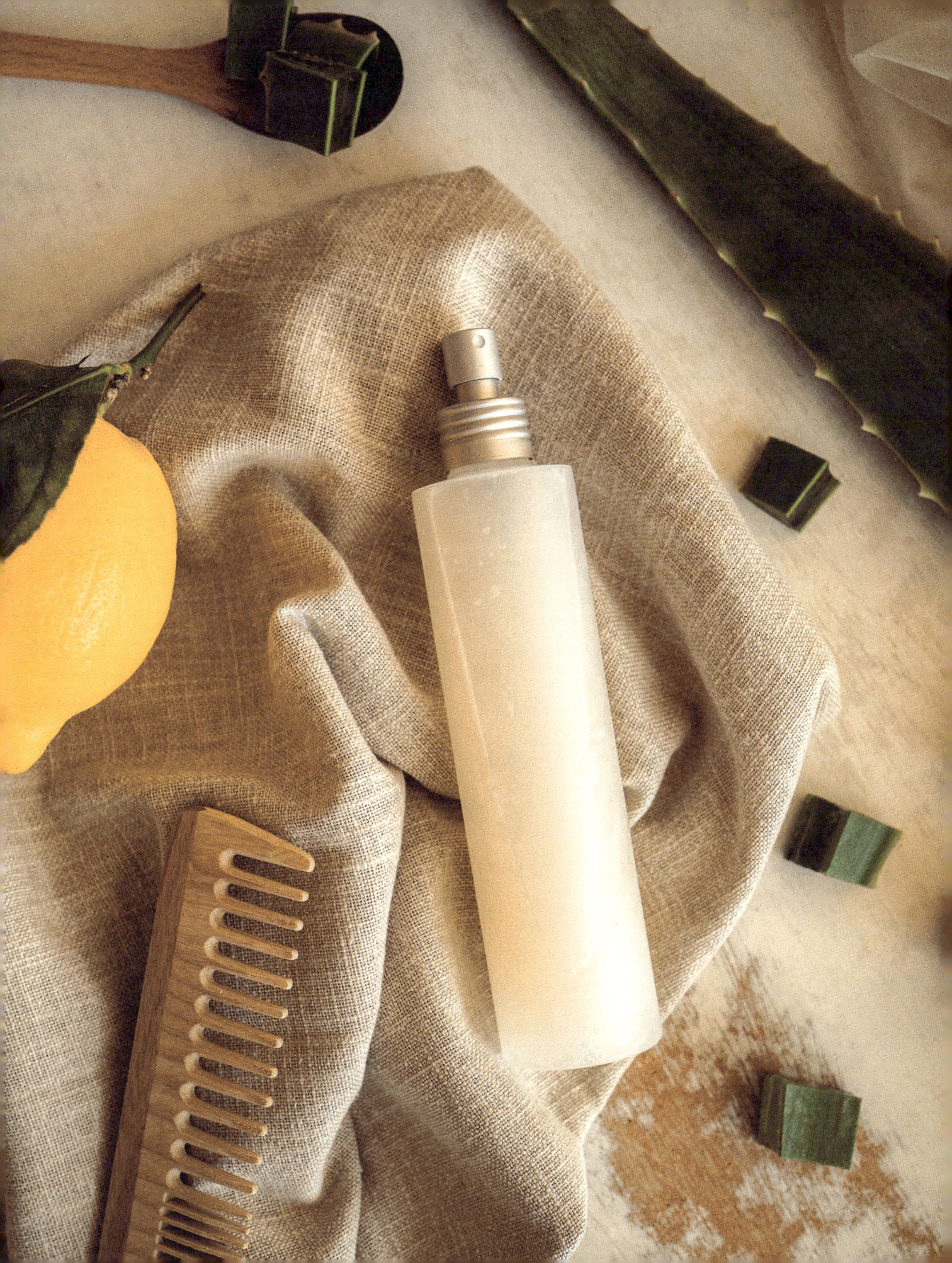

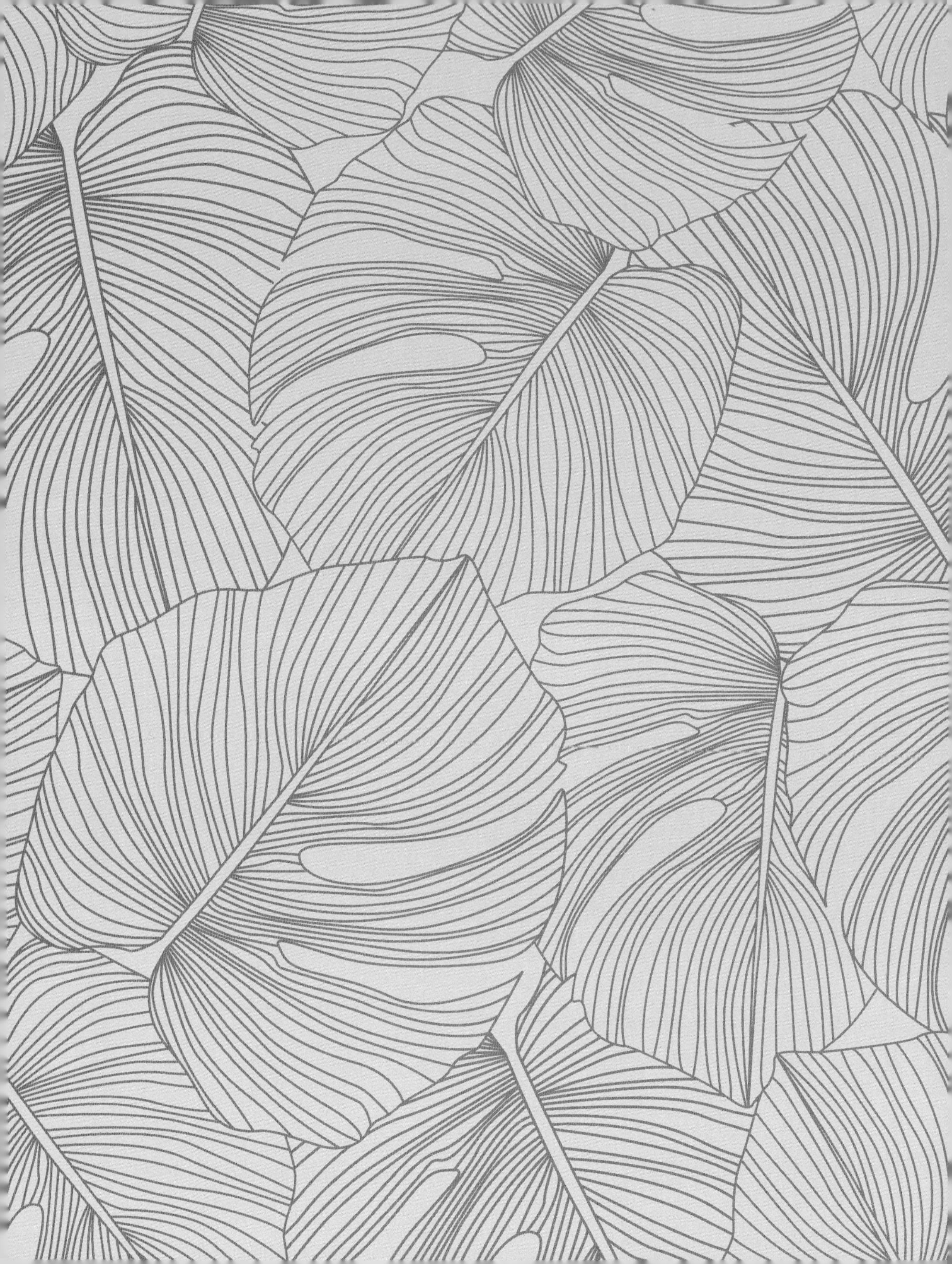

Transition pour le visage[1]

Si vous avez de réels problèmes de peau, le premier conseil que je peux vous donner, c'est avant tout de consulter un dermatologue, non pas pour suivre son protocole de soins mais pour savoir de quoi vous souffrez.

Vous pouvez également prendre rendez-vous avec un naturopathe et pourrez ainsi mieux appréhender votre transition vers la beauté naturelle ; cela vous évitera de vous disperser.

Bien sûr, les problèmes de peau ne se règlent pas uniquement avec des cosmétiques. Utiliser des produits naturels respectueux de la peau est vraiment une aide précieuse, mais beaucoup d'autres choses peuvent également influer sur l'état de la peau, comme :

- l'alimentation ;
- les hormones ;
- la pollution ;
- l'état émotionnel (stress, choc).

La peau est comme un miroir de ce qui se passe dans notre corps ; et si nous apprenions à comprendre ce que notre corps veut nous dire ?

Conseils

Pensez à changer régulièrement vos taies d'oreiller (une fois par semaine) et préférez les matières douces, satin de coton ou soie, qui maintiennent l'hydratation de la peau et limitent l'absorption des crèmes de nuit. Résultat : vous aurez une peau douce, hydratée et lumineuse.

Définissez votre type de peau afin de répondre plus spécifiquement à vos besoins et choisir les bons produits.

1 Retrouvez tous les produits « Visage » classés par type de peau dans la section « Shop mes favoris » dédiée : https://www.labiotista.fr/shop-mes-favorisbio-et-naturels/

Reconnaître son type de peau

Il existe quatre grands types de peau

• **Peau normale.** Le terme « peau normale » est utilisé pour décrire une peau équilibrée. Ce type de peau est reconnaissable à son grain régulier, sans imperfections.

• **Peau sèche.** Le terme « peau sèche » décrit le type de peau qui produit le moins de sébum (on parle de peaux sèches à extrêmement sèches). Une peau sèche manque de lipides car le film protecteur ne parvient plus à produire assez de sébum pour maintenir sa fonction barrière et se protéger des agressions extérieures tels que la pollution, le froid, le vent, la chaleur. Elle est reconnaissable à son aspect rêche et rugueux, des pores plutôt serrés ; elle a tendance à desquamer (peau qui pèle). Face aux agressions extérieures, cette peau s'assèche encore plus vite.

Conseils pour une peau sèche : complétez votre alimentation avec des compléments alimentaires riches en oméga-3 et oméga-6 ; effectuez des gommages doux afin de renouveler le film hydrolipidique et maximiser la pénétration des soins ; réalisez des masques nourrissants ; choisissez des actifs tels que les céramides végétales, le squalane végétal, les huiles végétales, les beurres végétaux, les crèmes enrichies en agents nourrissants.

• **Peau grasse.** Le terme « peau grasse » est utilisé pour décrire un type de peau qui produit beaucoup de sébum. Ce type de peau est également reconnaissable à son grain irrégulier et des pores dilatés.

Conseil pour une peau grasse : surtout, ne pas s'imaginer qu'il faut décaper une peau grasse pour se débarrasser du sébum car ce type de peau a besoin de douceur. À l'inverse, pour en prendre soin, réalisez des masques à l'argile verte ou jaune une fois par semaine, adoptez une alimentation équilibrée, complétez votre alimentation avec des compléments enrichis en zinc, bardane, ortie, vitamines B6 et B12, miser sur des actifs tels que le zinc, les acides alpha hydroxylés (AHA), le niacinamide, l'acide salicylique, les huiles sèches, les hydrolats purifiants.

• **Peau mixte.** Le terme « peau mixte » se caractérise par une zone T grasse (front-nez-menton) et des zones sèches, ternes ou normales sur le reste du visage.

Conseils pour une peau mixte : la zone T est plus sensible et nécessite des soins adaptés. Privilégiez des soins hydratants légers pour la zone T et des soins plus riches pour nourrir le reste de votre visage.

Test pour reconnaître son type de peau, appelé « test du mouchoir ». Il suffit de réaliser les étapes suivantes :

- nettoyer sa peau ;
- la rincer et la sécher ;
- attendre une heure afin que les glandes sébacées s'équilibrent ;
- placer un mouchoir en papier sur son visage et le recouvrir du front au menton ;
- tapoter doucement le mouchoir sur l'ensemble du visage ;
- retirer le mouchoir et étudier le résultat.

Résultats :

• **peau grasse :** les traces de gras se répartissent sur l'ensemble du mouchoir.
• **peau mixte :** les traces de gras se situent principalement au niveau du front, du nez et du menton.
• **peau sèche ou normale :** aucune trace de gras sur le mouchoir.

Il s'agit également de déterminer ce qu'on appelle les « états de peaux », qui peuvent varier tout au long de notre vie, au fil des saisons, de notre hygiène de vie et de notre santé. L'état de peau est temporaire ou permanent, par exemple avec l'acné rosacée.

Voici les différents états de peau

• **Peau sensible :** cette peau très réactive répond aux facteurs environnementaux du quotidien (eau calcaire, changement de température, pollution…). Elle est sujette à des inconforts, des picotements, des démangeaisons, des rougeurs, une sécheresse accrue. Elle peut donner la sensation de brûler.

Les peaux sensibles auront besoin de soins aux textures onctueuses dotées d'actifs nourrissants et apaisants et devront éviter les produits qui contiennent de l'alcool ou des parfums synthétiques.

• **Peau déshydratée :** celle peau est en manque d'eau et les symptômes sont visibles – tiraillements ponctuels, picotements, manque de souplesse et ridules. Elle absorbe très vite les soins.

Les peaux déshydratées auront besoin de soins à haut pouvoir hydratant avec des produits comme l'aloe vera, la glycérine végétale, le miel, l'acide hyaluronique, les céramides végétales, l'urée. Tous les types de peau peuvent être touchés par la déshydratation.

• **Peau mature :** cette peau manque de tonicité et de fermeté. Elle est reconnaissable par un relâchement cutané, provoqué par la perte d'élasticité (diminution des fibroblastes qui produisent le collagène et l'élastine) qui survient généralement à partir de 45 ans, avec apparition de taches pigmentaires, de rides et de ridules. Au toucher, la peau est fine, sèche et rêche.

Une peau mature doit miser sur une bonne hydratation, des antioxydants (vitamine C, acide hyaluronique, thé vert, huiles végétales, AHA, coenzyme Q10…) qui permettront de neutraliser les radicaux libres responsables du vieillissement cutané prématuré, ainsi que d'une bonne protection solaire.

• **Peau terne :** cette peau, également appelée peau « stressée », est en manque d'éclat et d'homogénéité. Le teint n'est pas uniforme, la peau est grise, sans couleurs. Pour réveiller le teint, rien de mieux que les huiles végétales de carotte ou de buriti, la vitamine C et les acides de fruits.

• **Peau acnéique :** cette peau développe facilement des comédons et des boutons. Elle est généralement grasse parce que les glandes sébacées produisent un excès de sébum.
C'est un état de peau fréquent chez les adolescents et chez les adultes. L'acné persistante ou tardive est appelée « acné tarda ».
Il existe différents types d'acné (non inflammatoire ou inflammatoire) et de boutons (comédons ouverts ou fermés, papules, pustules, kystes). Le mieux, c'est de consulter un dermatologue pour savoir de quelle acné vous souffrez et d'adapter ainsi votre protocole de soins naturels.

Ne pas confondre acné et acné rosacée :

L'acné rosacée est une affection chronique de la peau qui se manifeste, pour la forme la moins grave, par une rougeur persistante sur les joues, le nez, le front et le menton. On parle alors d'érythème.

Au fur et à mesure de l'évolution de la maladie, ces rougeurs deviennent permanentes ; de petits vaisseaux sanguins dilatés (télangiectasies ou couperose) apparaissent sur les joues et les ailes du nez ainsi que des petits boutons rouges (papules et pustules). Certaines formes de rosacée peuvent aussi provoquer des bouffées de chaleur fréquentes au niveau du visage. Cette maladie inflammatoire de la peau évolue de façon cyclique, entre périodes d'aggravation et périodes de rémission. Les femmes sont beaucoup plus touchées que les hommes par cette maladie.

Les papules et les pustules qui apparaissent chez une personne atteinte de rosacée sont similaires visuellement à celles causées par l'acné ; dans le cas de la rosacée cependant, les pores ne sont pas bouchés. Et contrairement aux peaux acnéiques, ici la peau est plus sèche que grasse et les imperfections liées à la rosacée ne laissent pas de trace.

Les bons gestes

À ADOPTER

En passant à la cosmétique naturelle, j'ai vraiment découvert comment prendre véritablement soin de ma peau avec de bons produits. Les conseils que je vais vous donner sont le fruit de mes nombreuses années « au naturel ».

Mes routines sont fortement inspirées du *layering*. Bien sûr, vous pouvez les adapter à votre type de peau en ajoutant ou en enlevant certaines étapes que vous jugerez indispensables ou non pour vous. C'est une base pour débuter mais elles peuvent être modifiées en fonction de votre type peau, de vos problématiques, de votre environnement, et adaptées à votre cas.

Quel que soit votre type de peau, votre âge, votre sexe, il faut débarrasser la peau de ses impuretés, naturelles ou apportées par l'environnement extérieur.

Qu'est-ce que le *layering* ?

C'est un rituel de beauté venue d'Asie, qui commence à faire des émules en France.

Cette méthode traditionnelle, qui signifie « superposition de couches », consiste donc à effectuer une routine de démaquillage et de soin du visage qui se décompose en six étapes :

- démaquillage ;
- nettoyage ;
- lotion tonique ;
- soin hydratant ;
- soin contour des yeux ;
- soin nourrissant.

Et, bien sûr, le *layering* est à réaliser avec des produits naturels et si possible le plus brut possible[2].

Le grand principe, c'est d'aller toujours de la texture la plus liquide à la plus épaisse.

2 Retrouvez tous mes favoris classés par type de peau sur mon blog dans la section « Shop mes favoris » : https://www.labiotista.fr/shop-mes-favoris-bio-et-naturels/

Night routine

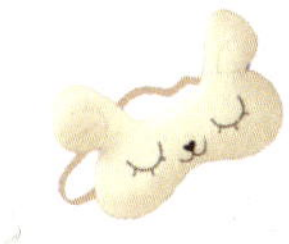

On ne cède pas à la flemme et on se démaquille. Cela vaut aussi pour les personnes qui ne se maquillent pas. Même les hommes ne doivent pas négliger cette étape. De mon côté, j'ai modifié cette routine à de nombreuses reprises. Le *layering* ne me convenait pas totalement, ma peau ne supportait pas toutes les étapes. J'ai tâtonné, testé différents produits et c'est normal.

1. Se démaquiller à l'huile

Utiliser une huile démaquillante qui s'émulsionne à l'eau ou une huile végétale (jojoba, amande douce, macadamia). On veut de la douceur. L'huile va dissoudre toutes les impuretés. J'ai fait le choix de ne pas utiliser d'eau micellaire, même bio, car cela ne convient pas à ma peau. D'ailleurs, une eau micellaire contient des agents moussants qu'il faut obligatoirement rincer.

Pour se démaquiller à l'huile, il suffit de quelques gouttes d'huile, de masser ensuite votre visage délicatement ainsi que les cils, du bout des doigts.

2. Le nettoyage

Utiliser un gel nettoyant, une mousse, un savon saponifié à froid, exempts de composants controversés (voir pages 13 et suivantes).

Pour cette étape, vous pouvez utiliser une éponge konjac, qui va nettoyer en douceur, purifier et resserrer les pores. Mouillez-la afin qu'elle se gorge d'eau. Essorez-la délicatement puis massez votre visage en effectuant des mouvements circulaires.

Vous pouvez aussi opter pour une poudre telle que le rhassoul ou l'argile blanche pour nettoyer en profondeur mais en douceur.

J'ai considérablement diminué l'étape quotidienne du nettoyage de mon visage à l'eau claire ; l'eau trop calcaire agressait ma peau et aggravait mon acné rosacée. J'ai opté pour un nettoyage doux avec les hydrolats/eaux florales et des cotons démaquillants lavables. Si vous choisissez des cotons jetables,tournez-vous vers leur version biologique. Pourquoi ? La culture du coton est traitée par des produits chimiques visant à blanchir cette matière première, qui se retrouvent donc sur les cotons à démaquiller, puis sur votre peau.

J'ai également investi dans un pommeau de douche doté de billes minérales filtrantes anticalcaires. Elles se changent tous les cinq à six mois pour une utilisation optimale.

3. Tonifier avec un hydrolat

Pour les personnes qui choisiront le double nettoyage (démaquillage avec une huile puis nettoyage avec un produit aqueux), cette étape ne doit pas être supprimée. Elle permet de rééquilibrer le pH de la peau, d'assouplir et de tonifier la peau ainsi que d'éliminer les traces de calcaire contenues dans l'eau du robinet.

Vous pouvez également, pour cette étape, opter pour l'argent colloïdal (voir page 28).

4. Le soin hydratant

Selon les besoins de votre peau, utilisez du gel d'aloe vera, un des meilleurs hydratants. Mais vous pouvez vous tourner vers des sérums aqueux prêts à l'emploi, couplés à quelques gouttes d'huile végétale.

5. Le soin contour des yeux

Une étape que l'on a tendance à supprimer ou oublier, moi la première. Privilégier des contours des yeux contenant de l'acide hyaluronique, de la caféine ou de la vitamine C avec une texture fluide. Lisser légèrement le dessous de l'œil de l'intérieur vers l'extérieur et tapoter ensuite pour activer la microcirculation et éviter ainsi les poches sous les yeux.

Selon les besoins de votre peau, vous pouvez vous arrêter ici.

6. La crème de nuit

Elle s'applique de l'intérieur vers l'extérieur du visage et de bas en haut, sans oublier le cou.

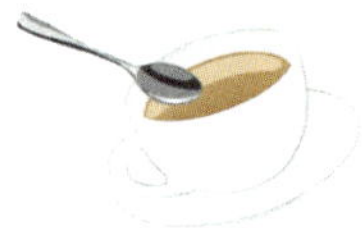

Morning routine

Le matin, il faut réveiller la peau en douceur et bien la protéger pour la journée à venir.

Morning routine

1. Rafraîchir avec un hydrolat

Utiliser un hydrolat adapté au type de peau avec un coton pour nettoyer le visage. Il va permettre d'ôter toutes les petites impuretés de la nuit et de tonifier votre peau. On évite ainsi l'eau calcaire, qui peut être agressive pour certaines peaux.

Pour cette étape, vous pouvez également opter pour l'argent colloïdal.

Appliquer ensuite le reste des soins sur peau humide. Cette astuce permettra une meilleure pénétration des produits et ainsi une hydratation optimale.

2. Le soin hydratant

Appliquer du gel d'aloe vera ou un sérum aqueux, quelques gouttes d'huile végétale peuvent être ajoutées. L'aloe vera est un excellent hydratant qui comble les pertes en eau de la peau ; il est aussi purifiant, apaisant et cicatrisant. Privilégier un gel sans conservateur synthétique, non chauffé (donc extrait à froid) à base de jus natif et non de poudre. À conserver au frigo, surtout s'il ne contient pas de conservateur.

Je déconseille d'utiliser votre gel d'aloe vera fait maison pour votre peau car l'aloe vera contient un composé très irritant appelé l'aloïne. Il faut que ce liquide jaune s'écoule avant de pouvoir extraire le filet frais. Mieux vaut laisser cela aux professionnels.

3. Le soin contour des yeux

Comme dit prédédemment, c'est une étape à ne pas omettre.

4. La crème de jour

Appliquer une crème de jour adaptée au type de peau ; elle permettra de protéger la peau des agressions extérieures (UV, vent, froid, pollution, frottements) et de la maintenir hydratée tout au long de la journée.

Elle s'applique de l'intérieur vers l'extérieur du visage, sans oublier le cou.

Selon les besoins de votre peau, vous n'êtes pas obligé d'utiliser une crème de jour si le combo sérum + huile végétale vous convient.

5. La crème solaire

Un indispensable et ce même en hiver, période qu'on a tendance à oublier. J'utilise des crèmes solaires teintées bio et naturelles qui font parfaitement l'affaire pour me protéger des UV et unifier mon teint.

Vous pouvez ensuite passer à l'étape du maquillage si vous le souhaitez.

Les soins hebdomadaires

Outre les soins quotidiens, il est nécessaire d'apporter au visage des soins hebdomadaires particuliers.

Réalisez un gommage une fois par semaine maximum – mais tout dépend de votre peau, de sa sensibilité et de votre routine actuelle. Par exemple, si votre routine de peau contient des crèmes aux acides de fruits, il n'est pas nécessaire d'exfolier votre peau chaque semaine.
Les gommages doivent être réalisés sur une peau propre. Le meilleur moment pour effectuer un gommage, c'est après le démaquillage et sous votre douche. Vos pores seront ainsi dilatés et les cellules mortes seront éliminées plus facilement.

Évitez les gommages à grains, beaucoup trop agressifs pour la peau. Aucune poudre dite « naturelle » n'est parfaitement ronde et lisse comme l'étaient les billes en polyéthylène. De ce fait, leurs formes irrégulières créent des microlésions sur votre peau.

Il est préférable d'utiliser des gommages non mécaniques dits « enzymatiques », contenant des actifs tels que les AHA, les acides bêta-hydroxylés (BHA), les enzymes naturelles. Vous ne craindrez pas de microlésions sur votre peau ni de la sensibiliser encore plus. D'ailleurs, à mon avis, tous les types de peau, et pas uniquement les peaux sensibles, devraient éviter les gommages à grains.

Ces gommages enzymatiques, aussi appelés *peeling*, vont dissoudre les cellules mortes présentes à la surface de la peau.

Attention : après toute utilisation d'actifs comme les AHA, BHA, même faiblement dosés, il est impératif d'hydrater votre peau et d'appliquer une protection solaire.

Les bienfaits d'un gommage régulier :

- éliminer les cellules mortes ;
- illuminer le teint ;
- renouveler les cellules ;
- diminuer les points noirs et les comédons ;
- optimiser la pose d'un masque.

Après un gommage, il est bon de réaliser un masque une fois par semaine.

Mes masques visages préférés sont à base d'argile. Chaque type d'argile présente différentes propriétés, qui en font d'excellents soins pour votre peau :

- **l'argile verte** pour les peaux grasses, à imperfections ;
- **l'argile rose** pour les peaux sèches, sensibles, déshydratées ;
- **l'argile jaune** pour les peaux normales à grasses, sensibles ;
- **l'argile rouge** pour les peaux matures, ternes, irritées, hypersensibles ;
- **l'argile blanche** pour tous les types de peaux.

Attention : ne jamais laisser sécher un masque à l'argile car cela aura pour effet d'assécher votre peau. Toujours vaporiser de l'eau ou un hydrolat le temps de la pose du masque.

L'effet rebond

Qu'est-ce que l'effet rebond ?

Comme avec nos cheveux, la peau va également avoir besoin d'une période de transition en passant d'une cosmétique conventionnelle pétrochimique à une cosmétique plus naturelle. Les cosmétiques conventionnels sont composés d'ingrédients occlusifs qui empêchent notre peau de travailler par elle-même. Elle devient dépendante.

Selon les problématiques, certaines personnes auront plus de boutons, de tiraillements, de rougeurs, de zones de sécheresse ou, à l'inverse, un excès de sébum...

L'effet rebond ne survient pas chez tout le monde mais il est quand même assez fréquent.

Pas de panique ! C'est momentané car la peau va se réguler. Elle se régénère au bout de 28 jours. Selon les personnes, c'est une histoire de quelques jours à un ou deux mois. Simplifiez votre routine au maximum. N'hésitez à pas à laisser respirer votre peau en n'appliquant plus aucun soin pendant quelques jours.

Pensez à bien vous hydrater en buvant au moins 1,5 litre d'eau par jour.

Le jeûne cosmétique

Qu'est-ce que le jeûne cosmétique ?

Le jeûne cosmétique est une pratique que j'ai découverte il y a quelques années. Elle consiste à réduire considérablement l'application de cosmétiques sur sa peau pendant au moins 48 heures. Chaque personne adapte la durée de son jeûne cosmétique. L'idéal est de le pratiquer au minimum pendant 48 heures pour apprécier les premières améliorations.

Attention : évitez de soumettre votre peau à des agressions extérieures durant le jeûne cosmétique. La seule chose autorisée pendant ce jeûne, c'est de « nettoyer » son visage à l'hydrolat à l'aide d'un coton.

La fréquence du jeûne cosmétique : une fois par mois pour débuter et, si c'est une pratique concluante, vous pouvez tenter de le faire toutes les deux semaines ou, pour une version plus soft, de le faire une fois par semaine pendant 24 heures.

Ainsi, vous pourrez encore mieux appréhender et comprendre les besoins de votre peau.

Attention : le jeûne cosmétique est à éviter si vous avez des problèmes de peau tels que de l'eczéma, du psoriasis ou une dermite.

Les bienfaits du jeûne cosmétique

Le jeûne cosmétique permet à la peau de retrouver son autonomie, de se détoxifier, de diminuer les boutons, de réguler la production de sébum, et nous permet d'apprendre à nous apprécier au naturel, de comprendre les besoins de notre peau.

Hydratation versus nutrition

Lorsque la peau et les cheveux ont « soif », on parle d'hydratation, lorsqu'ils ont « faim », on parle de « nutrition ».

Hydrater consiste avant tout à limiter la perte en eau en utilisant des agents humectants pour capter cette eau. Ensuite, il faut apporter à la peau un cosmétique contenant des corps gras tels que des huiles, des beurres et des actifs cosmétiques afin de maintenir cette hydratation.

Hydrater sa peau ou ses cheveux, ça passe surtout par :
• une bonne hydratation quotidienne (eau, tisanes, infusions, thés, cafés, jus) ;
• des gommages réguliers afin d'éliminer les cellules mortes et faciliter la pénétration des soins ;
• des masques contenant des agents humectants (voir le tableau des huiles végétales, pages 111 et 112).

Nourrir sa peau peau et ses cheveux consiste à apporter des lipides grâce aux huiles végétales, beurres végétaux ou à des crèmes prêtes à l'emploi, riches en huiles et/ou en beurres végétaux.

Finalement, l'un ne va pas sans l'autre.

Découvrez dans les pages qui suivent quelques recettes maison naturelles pour prendre soin de votre peau.

Huile démaquillante biphasée

Une huile à adapter selon votre peau (voir le tableau des huiles végétales, pages 111 et 112).

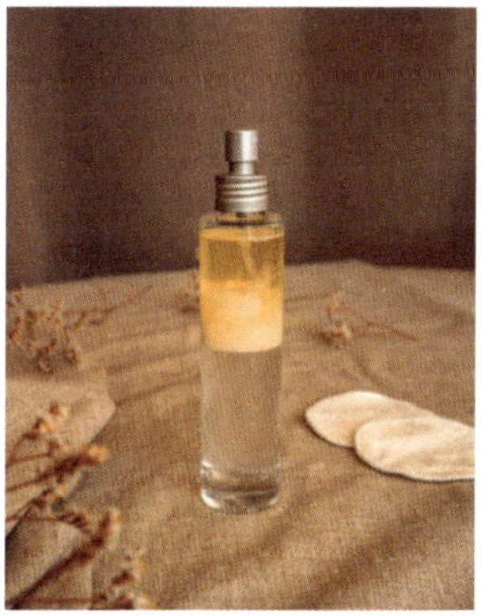

MATÉRIEL

- 1 bol
- 1 balance de précision
- 1 cuillère
- 1 seringue (ou pipette)
- 1 flacon pompe de 100 ml

INGRÉDIENTS

- 50 ml d'huile végétale
- 50 ml d'hydrolat
- 44 gouttes de conservateur Leucidal

PRÉPARATION

- Dans un bol, ajouter l'huile végétale de votre choix, selon votre type de peau.
- Ajouter ensuite 50 ml d'hydrolat de votre choix, selon votre type de peau.
- Mélanger l'huile et l'hydrolat et prélever le mélange avec une seringue ou une pipette.
- Les deux phases ne restent pas mélangées ; c'est normal car la recette est à base d'eau et d'huile.
- Transvaser dans le flacon pompe.
- Ajouter 2 % du conservateur Leucidal, soit 22 gouttes pour 50 ml (s'il n'y a pas de conservateurs dans votre hydrolat).
- Bien secouer avant chaque utilisation.

UTILISATION

Cette huile démaquillante biphasée s'applique sur l'ensemble de votre visage avec un coton lavable. Nettoyer avec un gel ou une mousse nettoyante ou passer directement à l'étape de l'hydrolat sur un coton.

CONSERVATION

Cette huile se conserve un mois à l'abri de la lumière.

Masque à l'argile minute

Pour adultes et adolescents, ce masque est personnalisable avec l'argile de votre choix selon votre type de peau (voir le tableau des huiles argiles, pages 117).

MATÉRIEL

- 1 bol
- 1 cuillère en bois
- 1 pinceau

INGRÉDIENTS

- 1 c. à soupe d'argile de votre choix
- 1 c. à soupe d'hydrolat de votre choix

PRÉPARATION

- Dans un bol, ajouter l'argile puis l'hydrolat.
- Mélanger jusqu'à obtenir une pâte homogène onctueuse.

UTILISATION

Ce masque s'applique au pinceau en évitant le contour des yeux. Il faut laisser poser 10 à 15 minutes et rincer à l'eau claire.

Attention : ne jamais laisser sécher un masque à l'argile car cela aura pour effet d'assécher votre peau. Toujours vaporiser de l'eau ou un hydrolat pendant le temps de pose du masque.

CONSERVATION

Ce masque « minute » est destiné à un usage unique et immédiat.

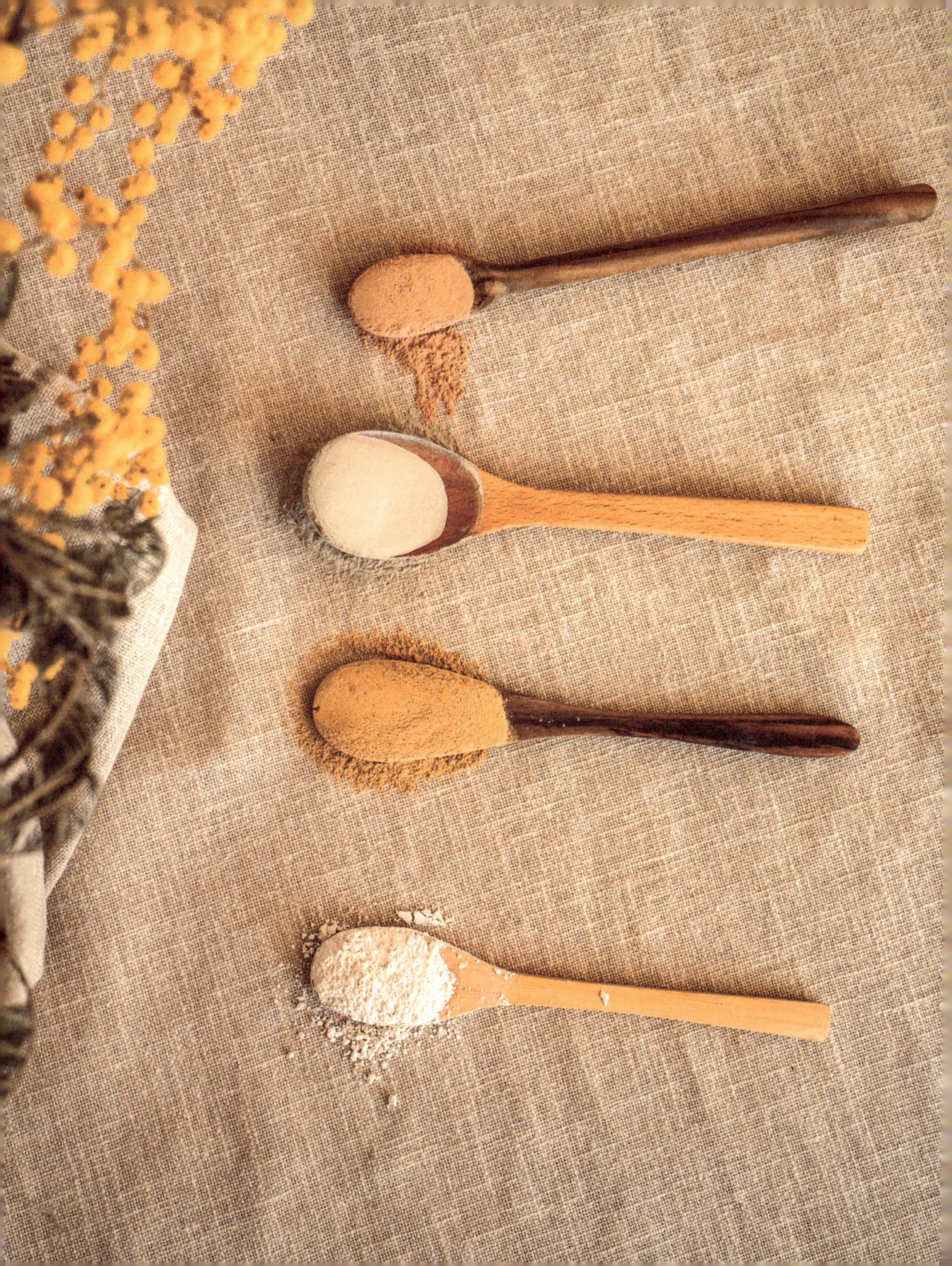

Masque détox minute au charbon végétal

Pour adultes et adolescents, ce masque détox minute au charbon végétal s'utilise pour les peaux mixtes qui regraissent vite ou les peaux à problèmes (acné ou points noirs).

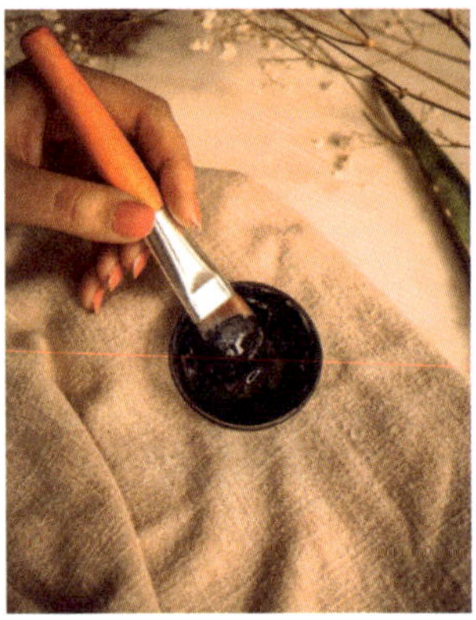

MATÉRIEL

- 1 bol
- 1 cuillère
- 1 pinceau

INGRÉDIENTS

- ½ c. à café de charbon végétal en poudre
- 1 c. à café d'hydrolat de votre choix
- 1 c. à café de miel

PRÉPARATION

- Dans un bol, mélanger le charbon végétal avec l'hydrolat.
- Ajouter le miel.
- Mélanger, c'est prêt !

UTILISATION

Ce masque s'applique au pinceau sur le visage en évitant le contour des yeux. Il faut laisser poser 10 à 15 minutes puis rincer à l'eau claire.

CONSERVATION

Ce masque « minute » est destiné à un usage unique et immédiat.

Masque hydratant minute

Pour adultes et adolescents, c'est un masque économique et simple à réaliser pour maintenir la bonne hydratation de sa peau.

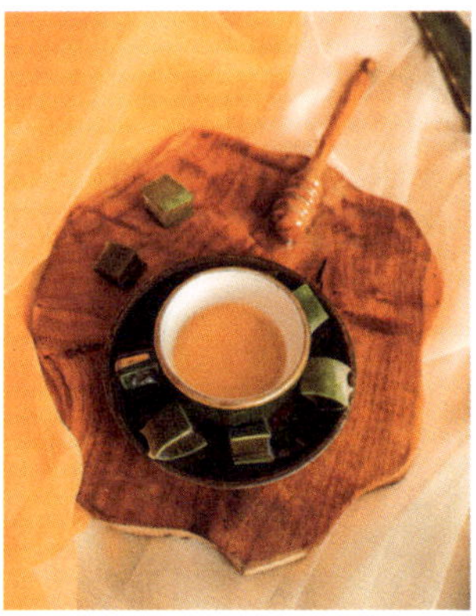

MATÉRIEL

- 1 bol
- 1 cuillère
- 1 pinceau

INGRÉDIENTS

- 1 c. à soupe de miel
- 1 c. à café de gel d'aloe vera

PRÉPARATION

- Dans un bol, déposer le miel puis ajouter l'aloe vera.
- Mélanger.
- Appliquer à l'aide d'un pinceau sur l'ensemble du visage, en évitant le contour des yeux.
- Laisser poser 15 à 30 minutes.
- Rincer à l'eau claire.

CONSERVATION

Ce masque hydratant est un masque « minute » et est destiné à un usage unique et immédiat.

Sérum anticicatrice

Voici la « recette » d'un sérum que j'ai partagée suite à une chute à vélo de mon fils. Beaucoup d'abonnés l'ont reproduite et en ont été très satisfaits. C'est un remède idéal contre les cicatrices (chute, opération chirurgicale) et les vergetures (violettes).

MATÉRIEL

- 1 balance de précision
- 1 bol
- 1 pipette (ou 1 seringue)
- 1 flacon pipette de 30 ml

INGRÉDIENTS

- 15 ml d'huile végétale de rose musquée
- 15 ml de gel d'aloe vera
- 20 gouttes d'huile essentielle de lavande vraie bio
- 15 gouttes d'huile essentielle d'hélichryse italienne (facultatif)
- 13 gouttes de conservateur Leucidal (facultatif)

PRÉPARATION

- Dans un bol, mettre l'huile végétale de rose musquée puis le gel d'aloe vera.
- Mélanger la préparation à l'aide d'un fouet.
- Prélever avec la pipette ou la seringue et transvaser dans le flacon pipette.
- Ajouter l'huile essentielle de lavande vraie. Mélanger en secouant.
- Ajouter l'huile essentielle d'hélichryse italienne (puissant cicatrisant).
- Ajouter enfin le conservateur si votre gel d'aloe vera ne contient pas de conservateur.
- Bien secouer avant chaque utilisation.

UTILISATION

Ce sérum s'applique localement sur les cicatrices le matin et le soir, en massant délicatement jusqu'à disparition des cicatrices ou des vergetures.

CONSERVATION

Ce sérum anticicatrice se conserve trois mois à l'abri de la lumière.

Attention

Certaines huiles essentielles sont déconseillées aux femmes enceintes ou allaitantes, aux bébés de moins de 3 mois et aux personnes épileptiques. Bien vérifier les propriétés et contre-indications de chaque huile essentielle avant utilisation.

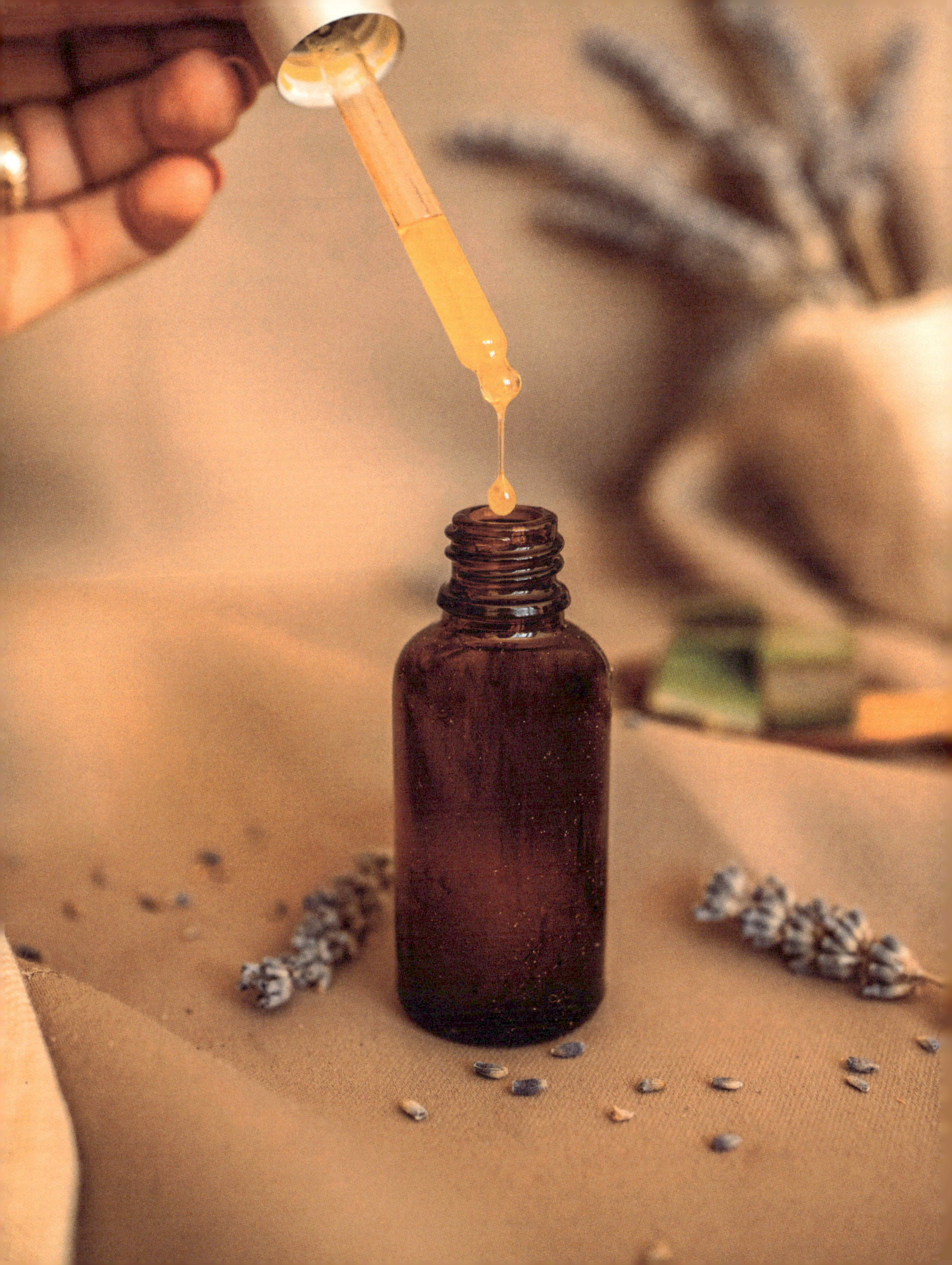

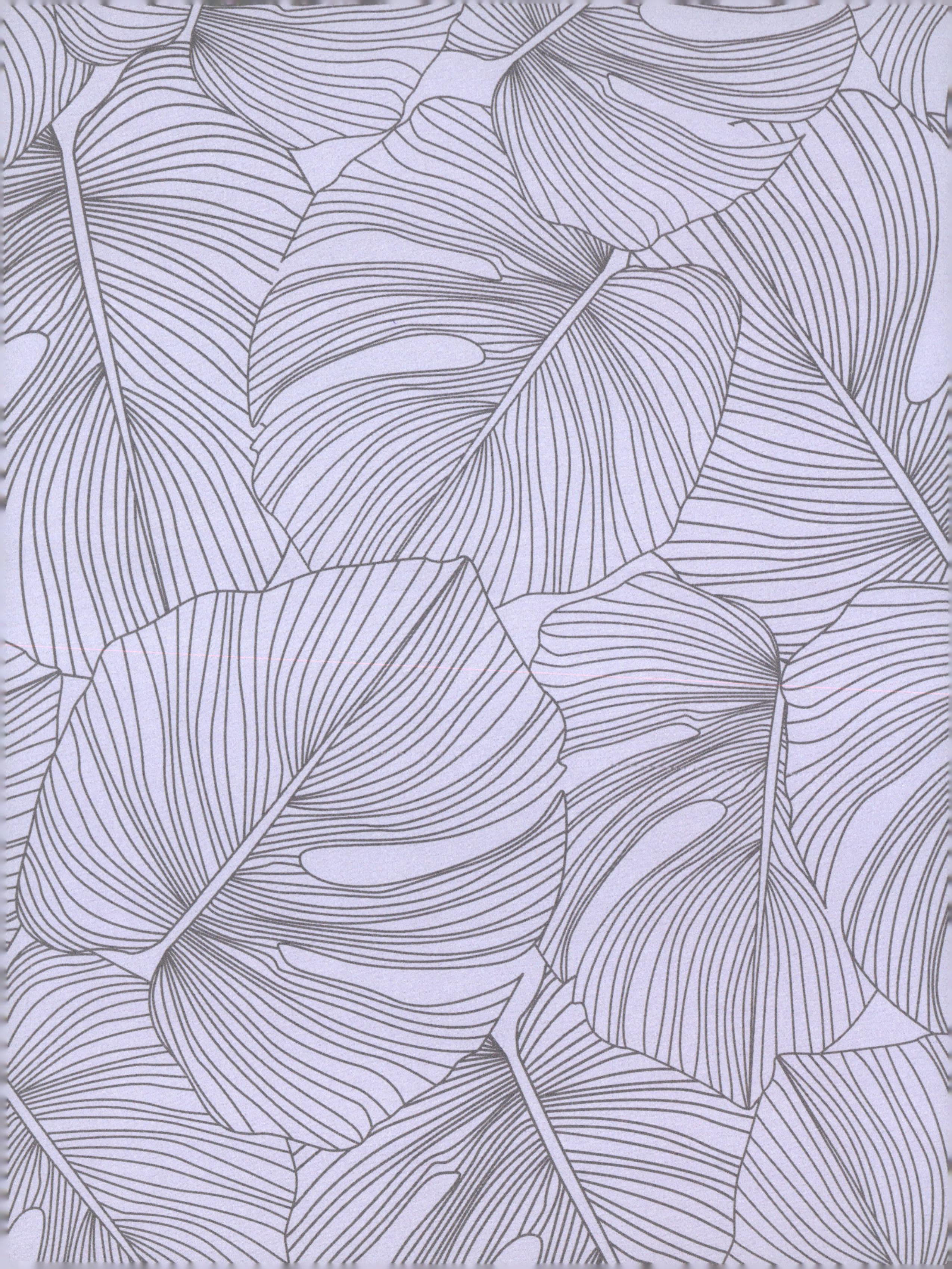

Transition pour le corps[1]

Personnellement, je n'ai jamais eu de problème de peau sur le corps, et ce même en utilisant des cosmétiques conventionnels. Mais mes valeurs et préoccupations ayant évolué, j'ai décidé de modifier mes produits afin de suivre mes engagements et mes résolutions.

Cependant pour les peaux sensibles sujettes aux inconforts, c'est une étape importante à ne pas négliger. Certains composants présents dans les cosmétiques conventionnels pétrochimiques peuvent être très agressifs et asséchants, c'est pourquoi vous tourner vers la cosmétique naturelle est la meilleure solution, et votre peau vous remerciera !

1 Retrouvez tous les produits « Corps » dans la section « Shop mes favoris » dédiée : https://www.labiotista.fr/shop-mes-favoris-bio-et-naturels/

Les bons gestes

À ADOPTER

1

UTILISER DES PRODUITS LAVANTS DOUX

Comme pour le visage, il est important d'utiliser des produits lavants exempts de substances controversées pour éviter d'éventuelles irritations, démangeaisons et qui, sur la durée, peuvent abîmer la barrière hydrolipidique.

Évitez en priorité :

- les sulfates ;
- les silicones ;
- les parfums synthétiques ;
- les conservateurs types phénoxyéthanol, méthylisothiazolinone (MIT), hydroxytoluène butylé (BHT), triclosan ;
- les microplastiques (polyquaternium, polymère).

Privilégiez les bases lavantes d'origine naturelle, telles que le coco-glucoside, le sodium cocyl glutamate, le décyl glucocide.

Ces bases lavantes sont tout aussi efficaces mais coûtent plus cher que celles d'origine chimique. D'où, parfois, le prix plus élevé de certains produits bio et naturels.

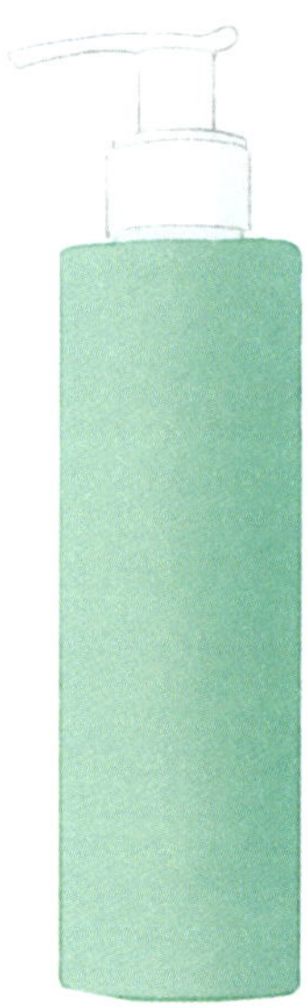

Vous pouvez aussi troquer votre gel douche pour un savon saponifié à froid. Riches en glycérine naturelle (qui va hydrater la peau grâce à ses effets humectants et émollients), ils sont le plus souvent surgras grâce aux huiles végétales vierges ajoutées en fin de processus. Comme la pâte à savon n'est pas chauffée, les huiles conservent toutes leurs propriétés. Beaucoup plus respectueux pour la peau et l'environnement que les savons conventionnels, ils sont entièrement biodégradables et leur utilisation n'engendre aucune pollution de l'eau ou de la terre. Cela entre également dans une démarche écologique, économique, éthique et responsable.

À savoir

Les savons conventionnels sont souvent composés de graisse animale (INCI : tallowate de sodium).

2

GOMMAGE DU CORPS

L'idéal est de réaliser un gommage du corps une à deux fois par mois avec du savon noir et un gant de gommage Kessa.

Le savon noir, produit exfoliant entièrement naturel, va purifier votre peau et éliminer les peaux mortes. Le gant Kessa exfolie sans agresser la peau et élimine toxines et impuretés.

Attention : le gant Kessa s'utilise uniquement sur le corps.

Au hammam ou à la maison, le procédé reste le même :

- **appliquer le savon noir** en couche semi-épaisse sur l'ensemble du corps humide ;
- **laisser agir quelques minutes** (au moins 10 min. dans l'idéal). Pendant ce temps, réaliser un soin du visage, par exemple ;
- **ensuite se rincer** (étape à ne pas oublier) ;
- **frotter avec un gant Kessa.** À ce moment-là, des peaux mortes vont partir ;
- **rincer à l'eau claire.**

Ce gommage est à réaliser au maximum deux fois par mois. Vous pouvez alterner avec des gommages mécaniques, faits maison avec de la poudre de noyaux d'abricots, des perles de jojoba, du sucre fin, du bicarbonate de soude alimentaire de préférence car les grains sont plus fins, du marc de café, du sel…

Le gommage au savon noir est vraiment l'un de mes gommages préférés et l'un des plus efficaces contre les peaux mortes et contre les poils incarnés. D'ailleurs, depuis que je réalise régulièrement des gommages au savon noir, je n'ai plus aucun poil sous la peau.

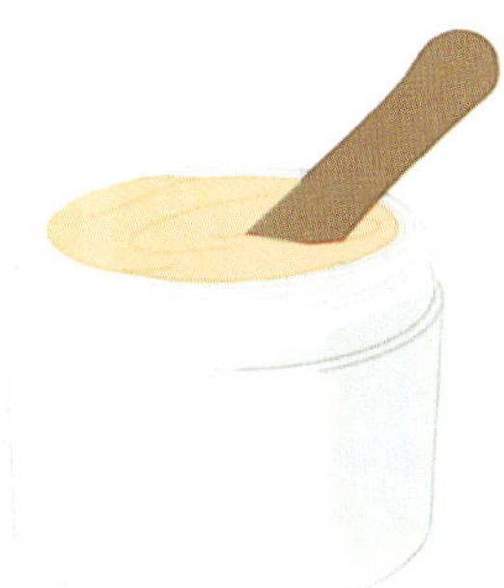

3

NOURRIR SA PEAU RÉGULIÈREMENT

Il est très important ensuite de chouchouter votre peau à la suite d'un gommage ou de manière quotidienne. Une peau nourrie en profondeur sera plus résistante au soleil ; plus l'épiderme est sec, plus il devient poreux et fragile.

En fonction de votre peau et en fonction aussi des saisons, optez pour des huiles végétales, des beurres végétaux, des crèmes corporelles, des baumes, une chantilly de karité (voir page 86) et, bien sûr, on n'oublie pas nos pieds et nos mains !

4

PROTÉGER SA PEAU DU SOLEIL

L'été, ou avant toute exposition au soleil, il est indispensable de préparer sa peau au soleil grâce à des compléments alimentaires. Ces petites gélules sont des alliées de choix pour vous aider à préparer votre peau au soleil tout en réduisant les désagréments tels que les coups de soleil et les taches pigmentaires.

Les compléments alimentaires permettent en effet d'apporter à notre organisme ce qui lui manque pour lutter contre les agressions du soleil.
Optez pour des gélules vegan, c'est-à-dire exemptes de composés d'origine animale, sans additifs chimiques, composées majoritairement des caroténoïdes, pigments naturels présents notamment dans l'Urucum (arbre endémique d'Amazonie). Ces pigments sont responsables de la coloration de la peau et favorisent ainsi l'apparition d'un teint hâlé, de vitamine C. Optez également pour des compléments à base d'acérola qui contribue à la formation du collagène pour assurer la fonction normale de la peau et à protéger les cellules contre le stress oxydatif, ou pour des compléments à base de thé vert, qui va protéger la peau contre les dommages liés aux UV.

Ce genre de cures est déconseillé aux femmes enceintes, allaitantes ou pour les personnes sous coagulant.

Il n'y a aucune contre-indication à ce que les cures soient réalisées tout au long de l'année : cela vous permettra de bénéficier d'un teint hâlé en permanence.

Bien sûr, il ne faut pas oublier de préserver sa peau du soleil avec une crème solaire bio, indispensable pour protéger efficacement la peau des rayons UV.

Cinq conseils pour choisir votre crème solaire bio

Avec filtres minéraux. Favorisez les filtres minéraux tels que le dioxyde de titane et l'oxyde de zinc qui reflètent les UV au lieu de les absorber. Ils sont actifs dès leur application, contrairement aux filtres solaires chimiques qui agissent 30 minutes après ;

Sans nanoparticules. Sous formes de nanoparticules, certaines molécules deviennent toxiques. Les fabricants doivent le signaler en faisant apparaître la mention (nano) dans la composition des produits ;

La texture :
- **Crème.** Très crémeuse mais parfois plus difficile à appliquer.
- **Lait.** Plus fluide que la crème, s'applique plus facilement.
- **Spray.** Légère et plutôt liquide, application homogène et plus rapide.
- **Gel.** Légère et transparente.
- **Huile.** Liquide et transparente, effet satiné. Malheureusement ce genre de formule n'existe pas en bio et au naturel.

L'indice de protection adapté à son type de peau et à l'ensoleillement :
- **6 à 10.** Protection « faible », ensoleillement faible, peaux noires et mates.
- **15 à 25.** Protection « moyenne », ensoleillement moyen et peaux noires à mates.
- **30 à 50.** « Haute protection », fort ensoleillement, tous types de peau, bébés et enfants.
- **50+.** « Très haute protection », fort ensoleillement, tous types de peau, bébés et enfants.

Le mieux consiste à choisir l'indice le plus élevé, *a fortiori* pour les bébés, les enfants et les peaux claires, et à renouveler généreusement l'application après chaque baignade et toutes les deux heures. Évitez l'exposition aux heures les plus chaudes (entre midi et 16 heures).

Certifiée bio. Selon les chartes, cela garantit un ratio de composants issus de l'agriculture biologique et exempts de composants nocifs et controversés.

Souvent mes abonnés m'indiquent souhaiter trouver le Graal de la crème solaire bio et naturelle, sans « effet blanc ». Alors, clairement, sans aucun « effet blanc », c'est difficile à trouver, mais certaines de mes favorites[2] ont un effet blanc très léger (sur les peaux mates, l'effet peut virer un peu à la couleur violette).

2 Retrouvez mes crèmes solaires préférées dans la section « Shop mes favoris » : https://www.labiotista.fr/shop-mes-favoris-bio-et-naturels/

En réalité, ce sont les filtres solaires minéraux qui donnent cet effet.

Afin de l'atténuer, prenez le temps de bien appliquer la crème. Vous pouvez aussi rajouter quelques gouttes d'huile végétale de carotte ou de buriti.

Attention

Si vous pratiquez des séances UV, ma seule recommandation pour vous est d'arrêter complètement. Elles ont les mêmes effets que des expositions prolongées au soleil : les UV vont oxyder plus rapidement la mélanine et « griller » le capital soleil encore plus vite. Je ne parle pas non plus du risque élevé de développer un cancer de la peau. À cause des UV artificiels, le processus de vieillissement cutané s'accélère avec, entre autres, l'apparition de taches pigmentaires et une peau ridée.

5

VAINCRE LA TRANSPIRATION

Le déodorant est une étape difficile pour beaucoup d'entre nous dans une évolution vers une routine de soin bio et naturelle. Nous sommes tellement habitués aux déodorants conventionnels qui bloquent notre transpiration grâce aux sels d'aluminium qu'un changement pour un déodorant naturel peut être très déroutant au début.

Les déodorants naturels ne sont pas des anti-transpirants, ne bloquent pas la transpiration mais la limitent considérablement et éliminent les mauvaises odeurs.

Il n'est pas impossible d'avoir une légère sensation d'humidité (cela dépend du degré de transpiration de chacun). Comme nous n'y sommes pas habitués, cela peut être difficile à accepter au début. Mais il suffit parfois d'une petite retouche dans la journée pour se sentir rafraîchi.

Optez pour des déodorants entièrement naturels enrichis en actifs tels que le bicarbonate de soude, l'amidon de maïs, l'argile blanche, l'argent colloïdal, les huiles essentielles ou le charbon actif. Ces actifs sont réputés pour limiter les proliférations bactériennes et donc neutraliser les mauvaises odeurs et absorber l'humidité.

Attention tout de même : certaines réactions allergiques peuvent être provoquées par le bicarbonate de soude. Mais pas d'inquiétude, il existe des versions sans bicarbonate.

Découvrez dans les pages qui suivent quelques recettes maison naturelles pour bichonner votre corps.

Gommage du corps

Pour adultes et adolescents, car faire son gommage soi-même permet de l'adapter à l'infini à ses besoins.

MATÉRIEL

- 1 bol
- 1 cuillère
- 1 pot hermétique de 40 g

INGRÉDIENTS

- 40 g de gros sel (ou sel d'himalaya)
- 3 c. à soupe de sucre en poudre
- 4 c. à soupe d'huile végétale de votre choix

Vous pouvez ensuite ajouter selon vos besoins :

- 2 c. à soupe de café moulu (pour ses vertus stimulantes et antivergetures)
- 1 c. à soupe de miel (un merveilleux hydratant)
- 1 c. à soupe de cannelle en poudre (pour ses propriétés antioxydantes)
- 2 c. à soupe de cacao en poudre (pour un gommage gourmand)

PRÉPARATION

- Dans un bol, mélanger les ingrédients secs.
- Ajouter ensuite les ingrédients liquides. Mélanger. Si le mélange est trop compacte, mixer un peu.
- Transvaser dans un pot hermétique.

CONSERVATION

Ce gommage peut se conserver un mois au frigo.

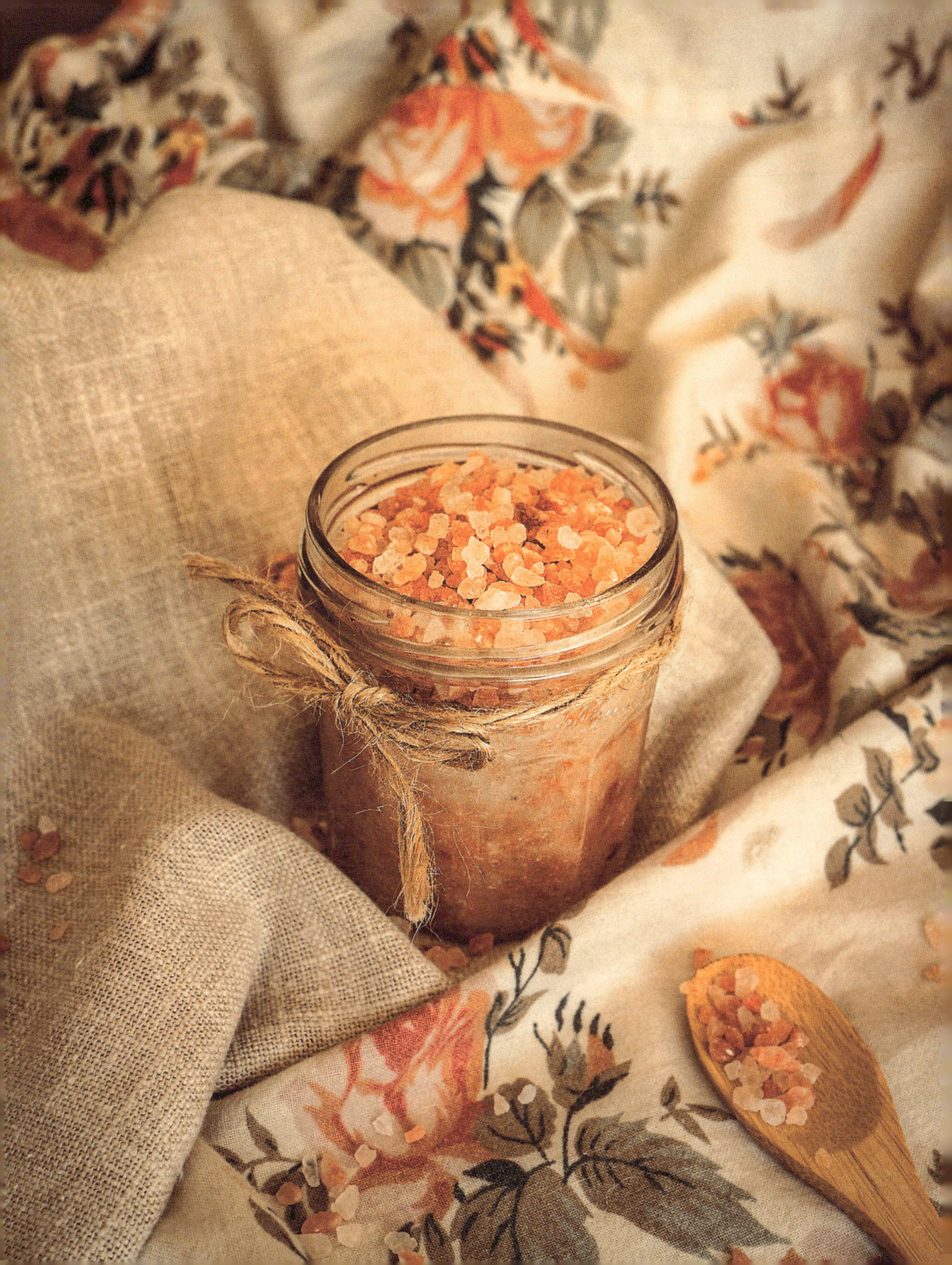

Chantilly de karité

Pour toute la famille, idéale pour les peaux sèches à très sèches.

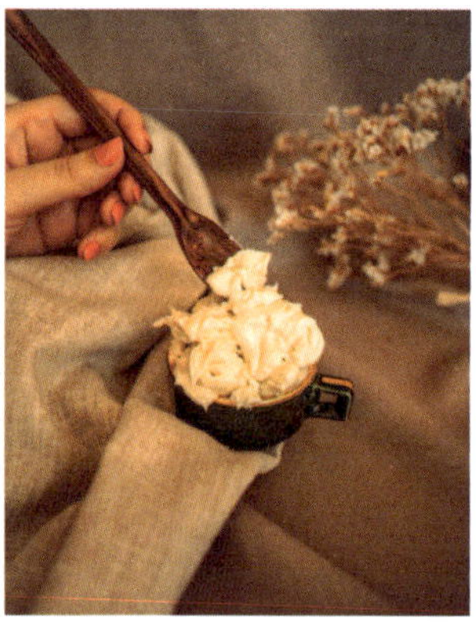

MATÉRIEL

- 1 bol
- 1 cuillère en bois
- 1 spatule
- 1 balance de précision
- 1 batteur électrique
- 1 pot hermétique de 150 ml

INGRÉDIENTS

- 30 ml d'huile végétale de votre choix
- 80 g de beurre de karité brut non raffiné
- 20 g de beurre de cacao brut non raffiné
- 10 g de gel d'aloe vera

PRÉPARATION

- Mettre le beurre de karité et le beurre de cacao dans un bol. Les passer quelques secondes au bain-marie ou au micro-ondes afin de les ramollir un peu. Attention, il ne faut pas les faire fondre.
- Fouetter avec un batteur électrique pour obtenir une texture crémeuse.
- Ajouter l'huile (ou les huiles) de votre choix. Mélanger au fouet.
- Ajouter le gel d'aloe vera. Mélanger au fouet.
- Placer le mélange 10 minutes au frigo.
- Sortir le mélange du frigo et fouetter à nouveau quelques minutes.
- Transvaser la chantilly dans un pot hermétique.

UTILISATION

Cette chantilly de karité s'applique à la sortie de la douche. Une noisette suffit.

CONSERVATION

Cette chantilly de karité se conserve un mois à l'abri de la lumière dans un endroit sec et frais. Ici, pas besoin de conservateur car le beurre de karité contient naturellement de la vitamine E.

Déodorant

Pour adultes, il va neutraliser efficacement
les mauvaises odeurs.

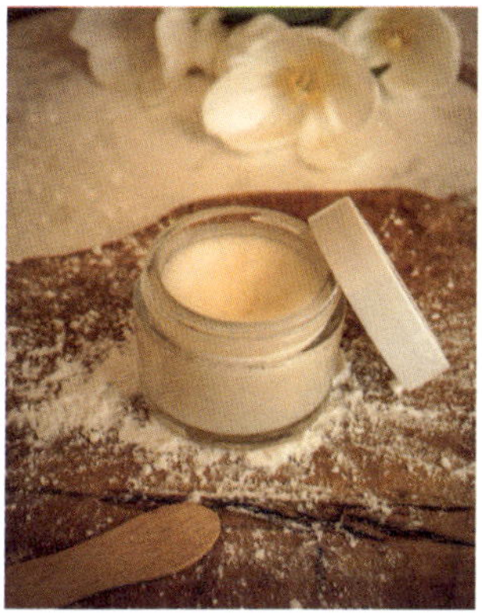

MATÉRIEL

- 1 bol
- 1 casserole
- 1 cuillère en bois
- 1 spatule
- 1 balance de précision
- 1 pot hermétique de 50 ml

INGRÉDIENTS

- 15 g de bicarbonate de soude
- 15 g d'amidon de maïs
- 10 g d'argile blanche
- 10 g d'huile de coco
- 36 gouttes d'huile essentielle de palmarosa

PRÉPARATION

- Au bain-marie, faire fondre l'huile de coco dans un bol.
- Ajouter les poudres et l'huile essentielle.
- Bien mélanger.
- Transvaser dans un pot hermétique.
- Mettre au frigo.

UTILISATION

On prélève l'équivalent d'un petit pois avec ses doigts. On sépare ce petit pois en deux, pour chacune des aisselles (pas besoin de plus !). On l'applique comme une crème ou un beurre, en massant délicatement.

CONSERVATION

Ce déodorant se conserve un mois à l'abri de la lumière dans un endroit sec et frais.

Attention

Certaines huiles essentielles sont déconseillées aux femmes enceintes ou allaitantes, aux bébés de moins de 3 mois et aux personnes épileptiques. Bien vérifier les propriétés et contre-indications de chaque huile essentielle avant utilisation.

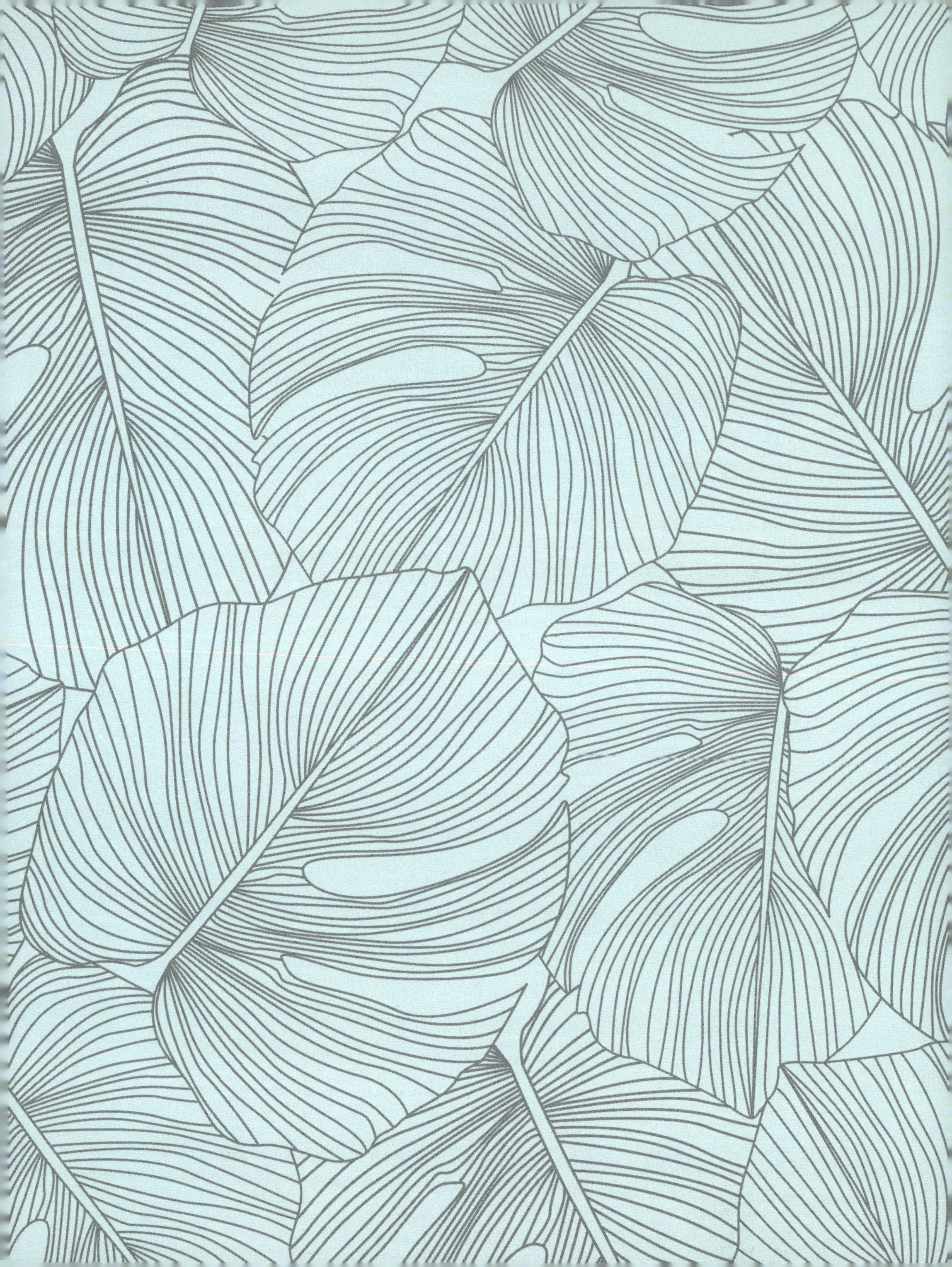

Transition pour les hommes[1]

Après toutes ces années au naturel, j'ai constaté que les hommes se mettent moins facilement à une routine de soins bio et naturels. Ils le font généralement pour suivre leur compagne. Ils veulent de l'efficacité rapidement et, surtout, ne pas être perturbés par ces nouveaux changements. Cependant, pour ceux qui souhaitent des routines plus complètes, tout ce qui a été dit précédemment vaut également pour les hommes.

1 Retrouvez tous les produits « Hommes » dans la section « Shop mes favoris » dédiée : https://www.labiotista.fr/shop-mes-favoris-bio-et-naturels/

Les bons gestes
À ADOPTER

1

SOUS LA DOUCHE

À l'époque de ses routines pétrochimiques, mon mari n'utilisait que son gel douche conventionnel plein de sulfates irritants et de parfums synthétiques pour se laver le corps, le visage et les cheveux, comme un « 3 en 1 » (mais qui n'en n'était pas un).

Pour faire sa transition en douceur, j'ai simplement troqué son gel douche par un gel lavant réellement « 3 en 1 », certifié bio avec une odeur qui se rapproche de son ancien gel douche conventionnel.

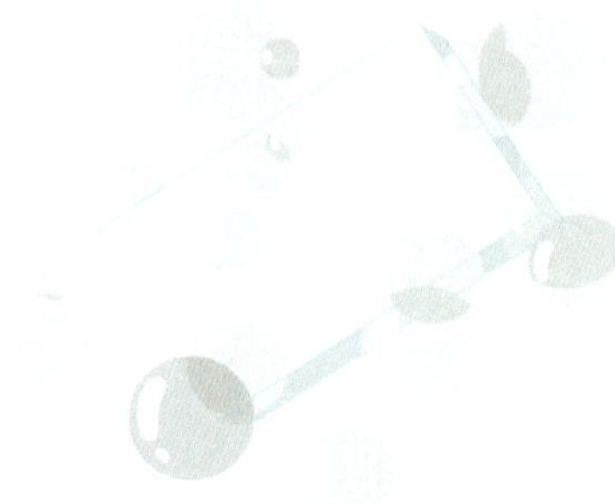

Vous pouvez opter pour un savon saponifié à froid ou un gel douche naturel.

2

POUR LE VISAGE

Il est tout à fait possible que les hommes adoptent également une routine *layering* (voir page 66), qui s'adresse à tous. Mais la plupart souhaite aller au plus vite.

Pour les crèmes, par exemple, il existe des crèmes « 2 en 1 », corps et visage.

L'été, optez pour une crème à la texture fluide.

L'hiver, préférez une crème plus riche et nourrissante.

3

DOMPTER SES CHEVEUX

L'étape la plus compliquée a été de trouver pour mon mari un gel coiffant naturel. Les produits coiffants conventionnels sont plutôt nocifs pour les cheveux. En utiliser régulièrement s'avère mauvais pour les cheveux : assèchement de la fibre capillaire, irritations, pellicules, jusqu'à une perte prématurée des cheveux.

Évitez les gels contenant :

- des sulfates ;
- des filtres UV nocifs ;
- des polyéthylène glycol (PEG) ;
- des silicones ;
- du phénoxyéthanol ;
- des méthylisothiazolinone (MIT).

Privilégiez des gels naturels exempts de composants cités ci-dessus, des cires naturelles ou encore du gel d'aloe vera ou gel de lin.

4

ENTRETENIR SA BARBE

Privilégiez les ingrédients bruts et naturels comme les huiles végétales par exemple :

- **l'huile végétale de ricin :** cette huile est riche en vitamine E et en acides gras rares. Elle favorise donc la croissance de votre barbe tout en lui donnant force et tonus ;
- **l'huile végétale de coco :** elle renforce les poils de votre barbe en formant une barrière protectrice qui évite leur casse et booste leur brillance ;
- **l'huile végétale de fenugrec :** régénérante, nourrissante, assouplissante, elle redonne élasticité et confort à la peau. Elle est gainante et fortifiante ;
- **l'huile végétale d'argan :** tonifiante, assouplissante et réparatrice, elle protège des agressions extérieures.

Peignez votre barbe matin et soir en appliquant une huile végétale ou un sérum huileux.

Découvrez dans les pages qui suivent quelques recettes maison naturelles pour hommes.

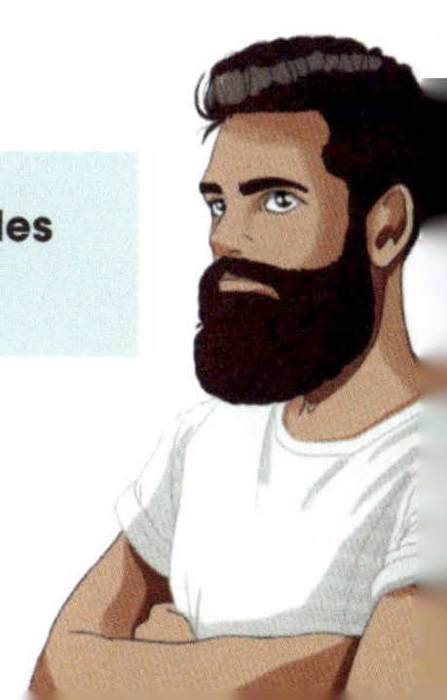

Huile à barbe

Le soin idéal pour fortifier et prendre soin de votre barbe au naturel.

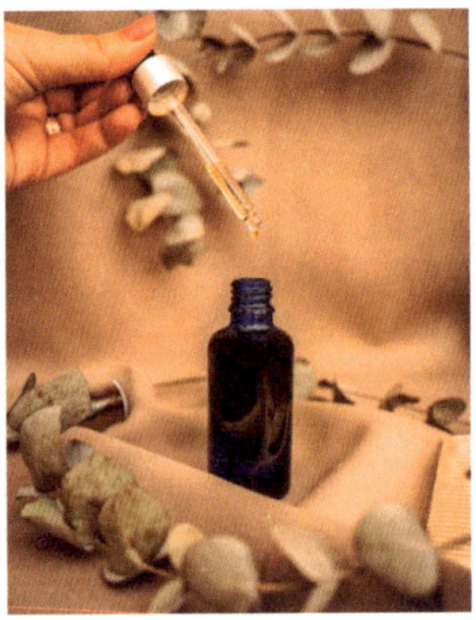

MATÉRIEL

- 1 balance de précision
- 1 entonnoir
- 1 flacon pipette de 50 ml

INGRÉDIENTS

- 30 ml d'huile végétale d'argan
- 10 ml d'huile végétale de ricin
- 10 ml d'huile végétale de fenugrec
- 5 gouttes d'huile essentielle de menthe poivrée
- 4 gouttes de vitamine E

PRÉPARATION

- Transvaser l'ensemble des ingrédients dans un flacon pipette à l'aide d'un entonnoir si nécessaire.
- Fermer le flacon et agiter la préparation.

UTILISATION

Cette huile s'applique sur la barbe, quelques gouttes suffisent. Vous devez masser pour faire pénétrer puis peigner à l'aide d'une brosse ou d'un peigne.

CONSERVATION

Cette huile à barbe se conserve six mois à l'abri de la lumière dans un endroit frais et sec.

Mousse à raser

Une mousse onctueuse naturelle et économique
qui prendra soin de votre peau.

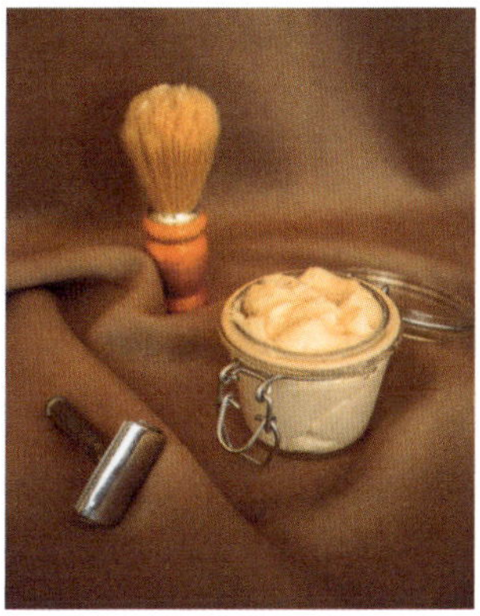

MATÉRIEL

- 1 balance de précision
- 1 casserole
- 1 bol
- 1 batteur électrique
- 1 spatule
- 1 pot hermétique de 100 ml

INGRÉDIENTS

- 20 g de savon de Marseille, de savon d'Alep ou de savon de Castille
- 30 g d'huile végétale de coco
- 20 g d'huile végétale d'argan
- 30 g de beurre de karité
- 3 gouttes d'huile essentielle de *Tea tree* (facultatif)

PRÉPARATION

- Faire fondre le savon, l'huile de coco et le beurre de karité à feux doux au bain-marie.
- Transvaser dans un bol.
- Ajouter l'huile d'argan. Mélanger.
- Conserver le bol au réfrigérateur jusqu'à ce que le mélange se solidifie.
- Mixer au batteur électrique jusqu'à obtenir une mousse onctueuse.
- Transvaser la préparation dans un pot hermétique.

UTILISATION

À appliquer au blaireau.

CONSERVATION

Cette mousse à raser se conserve trois à quatre semaines dans un endroit frais et sec à l'abri de la lumière.

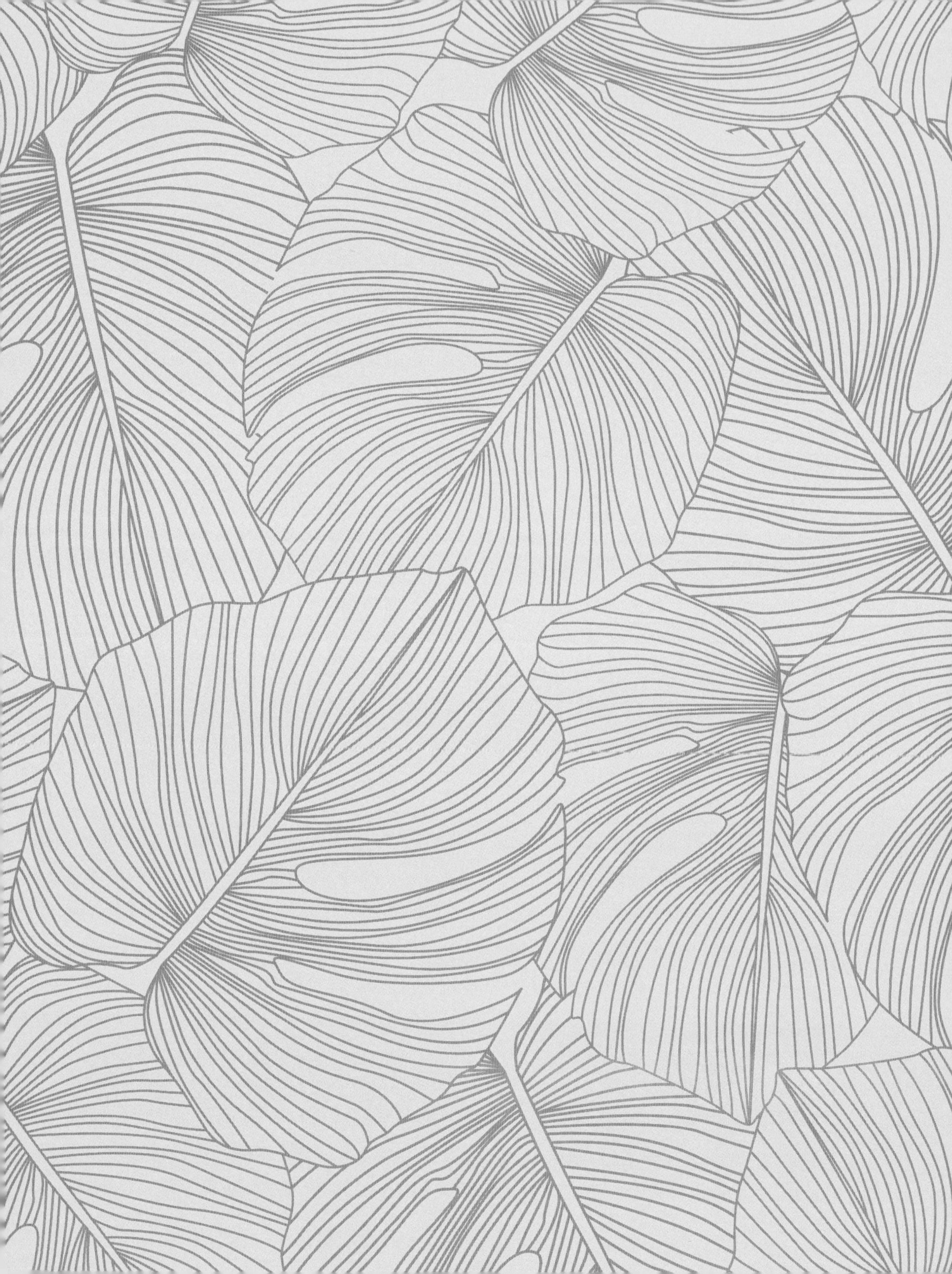

Transition pour les bébés[1]

Pendant la grossesse, la peau de bébé est protégée par une sorte de pommade blanche appelée « vernix ». À la naissance, le bébé en est encore partiellement recouvert. Cette substance permet de protéger des attaques extérieures de son nouvel environnement, aussi le premier bain peut être repoussé de plusieurs jours. Une fois ce vernix enlevé, il est fréquent que la peau de bébé s'assèche. Il est donc indispensable d'adopter une routine naturelle et minimaliste. Les bébés n'ont pas besoin de beaucoup de produits. De manière générale, évitez des produits pour bébés contenant trop de parfums, de conservateurs ou d'alcool.

Évitez d'utiliser du talc (poudre pour bébé) : même si c'était un produit en vogue il y a quelques années pour sécher les fesses des bébés, le talc n'est plus recommandé aujourd'hui car il peut causer des problèmes respiratoires. Le talc est une substance minérale à base de silicate de magnésium hydroxylé. Il peut contenir des traces de nickel, d'aluminium, d'amiante. Privilégiez l'argile blanche ou la recette de poudre naturelle proposée en page 101.

Évitez également d'utiliser trop de cosmétiques parfumés, de bains moussants, de savons et de shampoings à destination des adultes. Ils sont potentiellement irritants pour la peau sensible des bébés ainsi que pour les muqueuses de la vulve des petites filles.

1 Retrouvez tous les produits « Bébés » dans la section de « Shop mes favoris » dédiée : https://www.labiotista.fr/shop-mes-favoris-bio-et-naturels/

Les bons gestes

À ADOPTER

1

POUR LE BAIN

Optez pour un gel lavant doux pour cheveux et corps exempts de composants controversés.

Évitez en priorité :

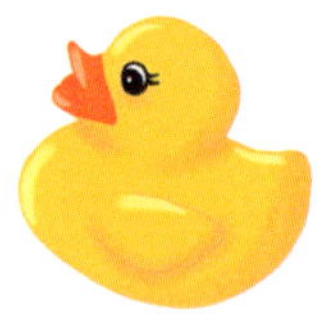

- les sulfates ;
- les silicones ;
- les quats ;
- les parfums synthétiques ;
- les conservateurs types phénoxyéthanol, méthylisothiazolinone (MIT).

Dans le bain : pour adoucir les peaux sèches et fragiles des bébés, ajoutez une noisette de beurre de karité bio dans l'eau du bain ou des flocons d'avoine bio. Mettez 250 g de flocons d'avoine dans un collant et placez ce petit « sac » dans le bain de bébé. L'amidon va se mélanger à l'eau du bain, qui prendra l'aspect d'un lait. Douceur garantie !

Après le bain : appliquez généreusement sur le corps de bébé soit du beurre de karité brut, soit de l'huile végétale de calendula, soit une chantilly de karité (voir recette en page 86). L'idéal est d'utiliser des produits bruts sans ajouts de composants controversés. Profitez-en pour procéder à un massage afin de détendre bébé.

2

POUR LE CRÂNE

Votre bébé a des croûtes de lait ? Utilisez de l'huile d'amande douce, de l'huile de calendula ou du liniment. Massez son cuir chevelu avec et laissez poser quelques heures. Ensuite, passez un peigne dans ses cheveux pour décoller les croûtes de lait en douceur.

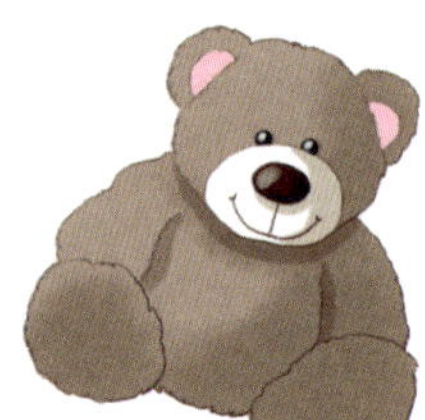

3

POUR LE VISAGE

Optez de préférence pour des hydrolats, qui serviront à rafraîchir bébé. Vous pouvez également utiliser une eau nettoyante, douce pour sa peau (voir page 98).

Évitez à tout prix les produits avec les composants suivants : parfums synthétiques, Alcohol denat (alcool dénaturé), Benzyl alcohol (alcool benzylique).

4

POUR LE CHANGE

Optez pour un liniment, fait maison c'est encore mieux (voir page 100).

Le liniment est un excellent nettoyant qui élimine les urines. Mais c'est aussi un excellent soin pour hydrater la peau de bébé et la protéger de l'acidité des urines. En effet, le liniment va former un film protecteur gras prévenant ainsi les irritations du siège et les problèmes d'érythèmes fessiers[2].

Comment l'utiliser ? Il suffit de déposer un peu de produit sur un coton (lavable de préférence) et de l'appliquer directement sur la peau de bébé. Nettoyez les fesses de bébé et terminez en repassant un coton imbibé de liniment afin de déposer un film protecteur sur la peau de bébé.

Évitez des liniments qui contiennent des PEG, trop de parfums, de solvants et de conservateurs.
Voici l'exemple d'une bonne composition d'un liniment prêt à l'emploi : Aqua (eau), Olea europaea Fruit Oil (huile d'olive), Stéarate de glycéryl (émollient), Hydroxyde de calcium (eau de chaux).

Optez pour une crème de change. Cette crème doit être appliquée sur une peau propre et sèche. Elle agit en prévention ou en traitement des fesses rouges et de l'érythème fessier.

Optez pour des hydrolats. Bio de préférence qui ne contiennent aucun conservateur qui pourrait irriter la peau fragile de bébé. À utiliser pour apaiser les zones sensibles de bébé, pour le rafraîchir, l'apaiser ou tout simplement le débarbouiller.

- **Hydrolat de fleur d'oranger :** il apaise et rafraîchit délicatement la peau. Calmant, rassurant et réconfortant, il favorise le sommeil.
- **Hydrolat de rose de Damas :** calmant et rafraîchissant (idéal pour les peaux irritées, il calme les rougeurs), il est réputé pour être utile dans le traitement de toutes sortes de problèmes de peau. Protège la peau au quotidien.
- **Hydrolat de lavande fine :** calmant, il aide à apaiser le stress et les tensions. Cet hydrolat est également un excellent répulsif antipoux.
- **Hydrolat de camomille :** apaisant, astringent et rééquilibrant.

Avertissement : les hydrolats sont des produits sensibles aux proliférations microbiennes quand ils ne contiennent pas de conservateur. Pour mieux les préserver, il faut les stocker au réfrigérateur et les utiliser rapidement après ouverture.

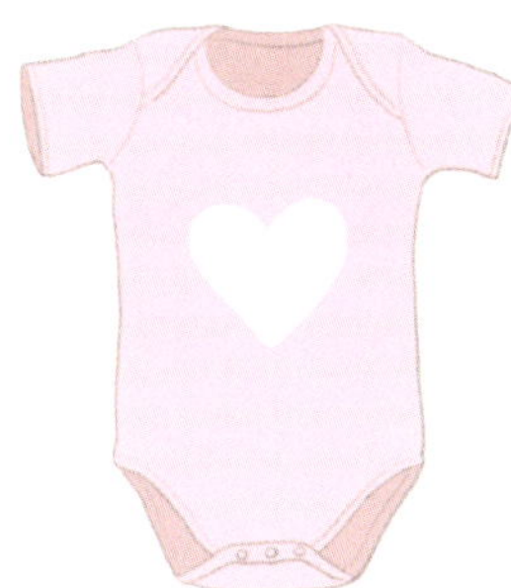

Découvrez dans les pages qui suivent quelques recettes maison naturelles pour prendre soin de bébé.

2 L'érythème fessier est une inflammation de la peau provoquée par le contact prolongé des fesses du bébé avec de l'urine ou des selles. Il se manifeste par des rougeurs, de petits boutons et des plaques au niveau des fesses, de l'intérieur des cuisses et des organes génitaux du bébé.

Eau nettoyante pour bébés

Pour nettoyer et débarbouiller bébé en douceur.

MATÉRIEL

- 1 balance de précision
- 1 bol
- 1 fouet
- 1 entonnoir
- 1 flacon pompe de 200 ml

INGRÉDIENTS

- 80 g d'hydrolat de fleur d'oranger
- 80 g d'hydrolat de rose
- 10 g de base neutre micellaire
- 2 ml de glycérine
- 2 ml de conservateur Leucidal

PRÉPARATION

- Dans un bol, mettre la base neutre micellaire et les hydrolats. Mélanger.
- Ajouter le reste des ingrédients en mélangeant entre chaque.
- Transvaser la préparation dans un flacon pompe à l'aide d'un entonnoir.

UTILISATION

Cette eau nettoyante pour bébés s'applique avec un coton mais ne se rince pas. Elle s'utilise pour le siège et le visage du bébé.

CONSERVATION

Cette eau nettoyante se conserve un mois à l'abri de la lumière dans un endroit frais et sec.

Conseil

Pour nettoyer la peau de bébé, favorisez toujours des produits au pH neutre, compris entre 6,5 et 7, pour ne pas agresser sa peau.
L'eau nettoyante que je vous propose de réaliser a un pH neutre, mais n'hésitez pas à vous munir de bandelettes de papier pH pour vérifier le pH, surtout si vous modifiez un ingrédient de l'eau nettoyante.

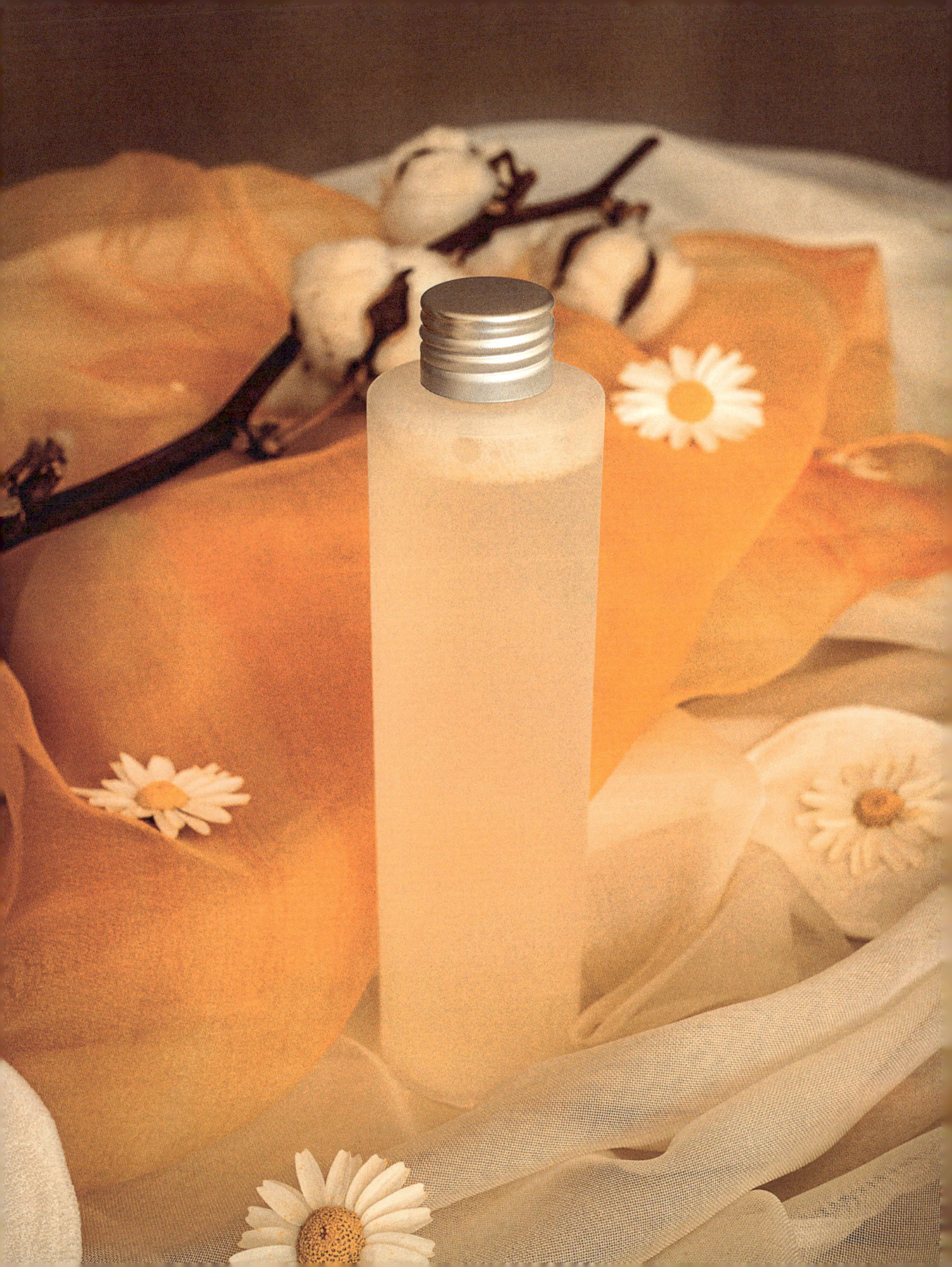

Liniment

Produit indispensable pour la toilette de bébé
et ainsi protéger sa peau.

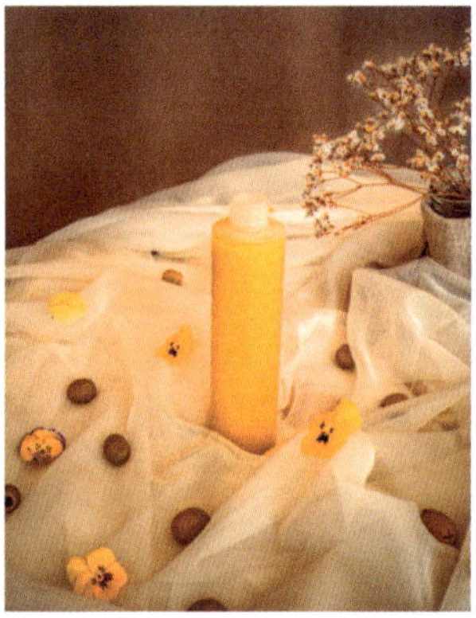

MATÉRIEL

- 1 balance de précision
- 1 bol
- 1 batteur électrique
- 1 entonnoir
- 1 flacon pompe de 200 ml

INGRÉDIENTS

- 100 ml d'eau de chaux
- 100 ml d'huile d'olive extra vierge
- 5 g de cire d'abeille (factultatif)

PRÉPARATION

- Faire fondre la cire d'abeille avec l'huile d'olive dans un bol au bain-marie.
- Une fois la cire fondue, hors du feu, ajouter l'eau de chaux.
- Mélanger à l'aide d'un batteur électrique pendant quelques minutes.
- Transvaser la préparation à l'aide d'un entonnoir dans un flacon pompe.
- Agiter énergiquement avant chaque utilisation.

UTILISATION

Ce liniment s'applique avec un coton et ne se rince pas.

CONSERVATION

Ce liniment se conserve six mois dans un endroit frais et sec.

Variante

Vous pouvez remplacer l'huile d'olive par un macérât huileux de calendula.

Poudre naturelle

Cette poudre apaise et prévient les rougeurs
et les irritations grâce à son fort pouvoir d'absorption.
Elle remplace à merveille le talc.

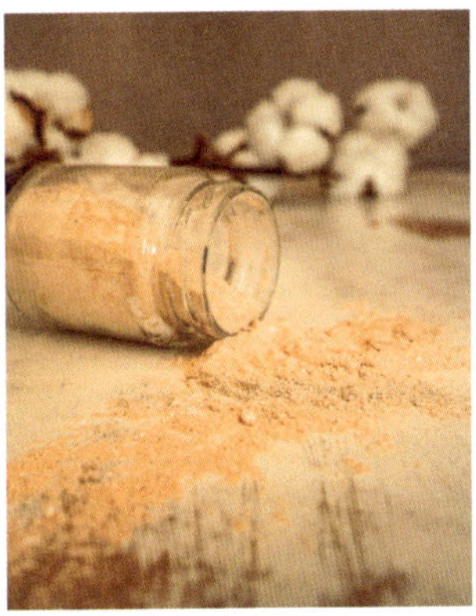

MATÉRIEL

- 1 bol
- 1 cuillère
- 1 flacon vaporisateur de 100 g (pour poudre)

INGRÉDIENTS

- 50 g d'amidon de maïs
- 20 g d'argile blanche surfine
- 20 g d'argile rose
- 10 g de poudre de plante (calendula, lavande, arnica)

PRÉPARATION

- Mettre l'ensemble des ingrédients dans un bol.
- Mélanger afin d'obtenir une poudre de couleur homogène.
- Transvaser la préparation dans le flacon vaporisateur.

UTILISATION

Ce talc naturel s'utilise après la toilette. Vaporiser sur la peau propre et sèche du siège de bébé.

CONSERVATION

Ce talc naturel se conserve à l'abri de la lumière et de l'humidité. Pour le temps de conservation, se référer aux dates de péremption inscrites sur les paquets des produits utilisés.

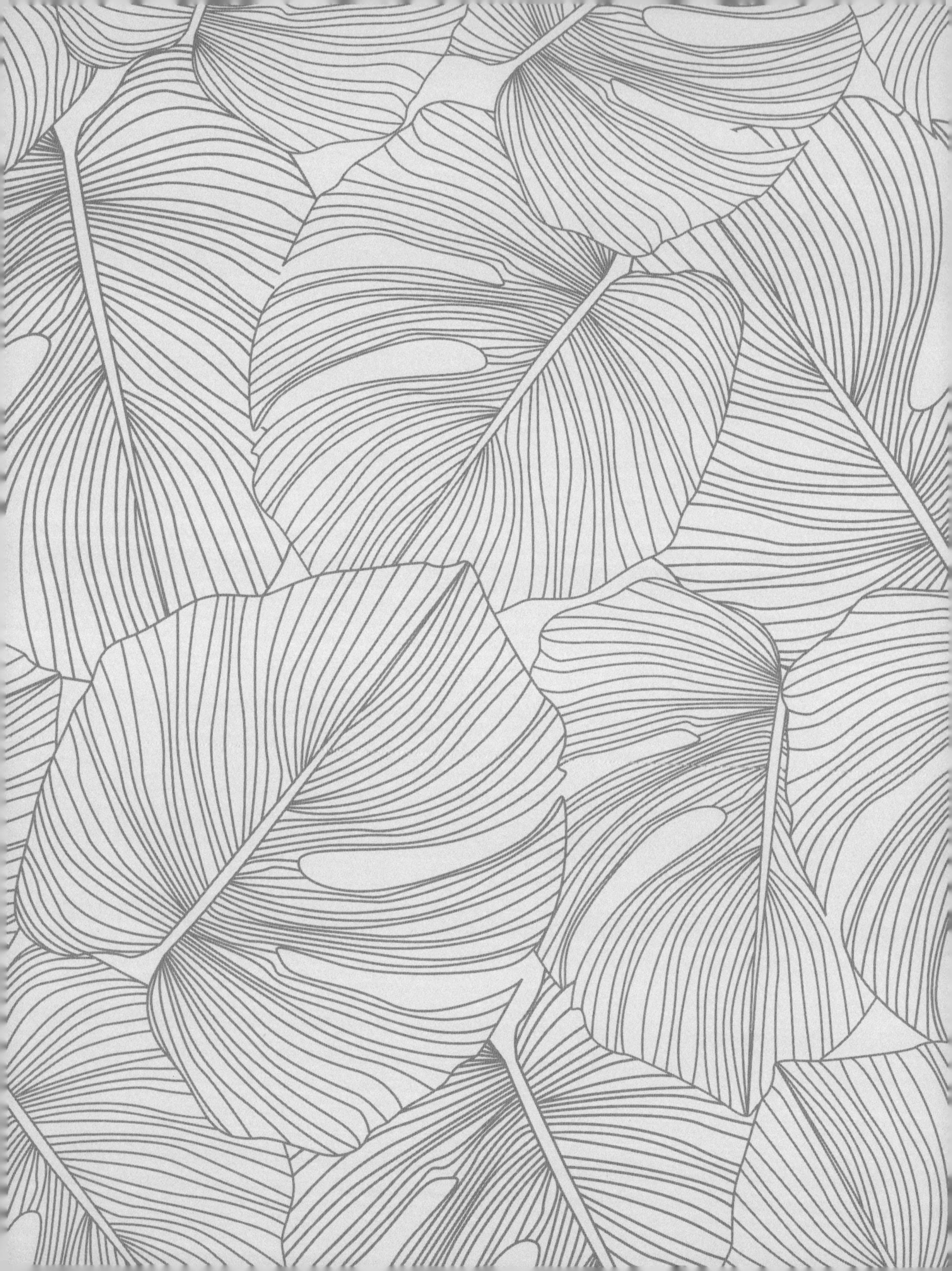

Transition pour les adolescents[1]

Pendant l'adolescence, la peau est sujette à l'acné juvénile, en lien avec la puberté. Bien sûr, d'autres facteurs peuvent aggraver ces soucis de peau comme une mauvaise alimentation, une mauvaise hygiène vie, le stress, l'environnement extérieur.

Des alternatives naturelles peuvent aider à atténuer ces soucis de peau, telles que les argiles, les huiles végétales et les huiles essentielles.

Je vous propose également un sérum anti-acné à réaliser chez vous (voir page 106).

Comme indiqué dans la partie « Transition pour le visage » (à partir de la page 63), si vous avez de réels problèmes de peau, le premier conseil que je peux vous donner, c'est avant tout de consulter un dermatologue, non pas pour suivre son protocole de soins mais pour savoir de quoi vous souffrez.

Vous pouvez également prendre rendez-vous avec un naturopathe pour soigner plus naturellement vos problèmes de peau.

1 Retrouvez tous les produits « Adolescents » dans la section « Shop mes favoris » dédiée : https://www.labiotista.fr/shop-mes-favoris- bio-et-naturels/

Les bons gestes

À ADOPTER

1

LE DÉMAQUILLAGE

Utilisez une huile végétale telle que l'huile de jojoba pour ôter toutes les impuretés – elle démaquille aussi très bien les yeux. L'huile de jojoba est reconnue dans son utilisation contre l'acné ; sa composition est proche du sébum produit par la peau, va aider à réinstaurer un film hydrolipidique et a des vertus cicatrisantes et régénérantes. Vous pouvez également utiliser une huile démaquillante qui s'émulsifie à l'eau.

2

LE NETTOYAGE

Nettoyez votre visage au savon d'Alep, avec une poudre d'argile comme le rhassoul ou de l'argile blanche. Le rhassoul est particulièrement indiqué dans les cas d'acné pour ses qualités purifiantes et désincrustantes ; l'argile blanche est également purifiante et très douce. Une peau acnéique n'a pas besoin d'être agressée et d'être lavée à outrance, elle a besoin de douceur.

Vous pouvez aussi vous diriger vers un savon au lait de chèvre. L'acide caprylique contenu dans ce type de savon favorise l'équilibre du pH cutané et diminue l'alcalinité du savon. C'est un allié naturel contre l'acné grâce à sa teneur en acide lactique qui est reconnu pour son effet comédolytique (détruit les comédons – points noirs et points blancs – et ouvre les pores obstrués). Favorisez un savon au lait de chèvre surgras et fabriqué par saponification à froid, de cette façon le lait frais de chèvre conserve ses propriétés.

3

L'HYDROLAT

Vaporisez ensuite sur votre visage un hydrolat astringent tel que l'hydrolat de *Tea tree*, de citron ou de menthe poivrée, ou encore de l'argent colloïdal puis passer un coup de coton pour bien répartir le produit sur le visage.

4

LE SÉRUM

Appliquez sur peau encore humide un sérum anti-acné (voir page 106).

5

LA CRÈME HYDRATANTE

Si besoin et selon les besoins de votre peau, complétez cette routine par une crème hydratante.

Bien sûr c'est une routine type, à adapter selon votre type d'acné. Ne changez pas votre routine d'un seul coup afin de pouvoir adapter vos soins cosmétiques en conséquence, et vous assurer que votre peau réagit bien à un nouveau produit.

Les soins hebdomadaires

Sauna facial

Faire bouillir de l'eau dans une casserole. Placer le visage au-dessus de la casserole pendant 10 minutes en recouvrant sa tête d'une serviette. Cette technique va permettre de dilater les pores et d'assainir la peau en douceur. Ensuite réaliser un masque à l'argile ou au miel. Rincer à l'eau claire et appliquer les soins cosmétiques quotidiens.

Masque à l'argile verte

Réaliser la recette du masque à l'argile minute avec de l'argile verte (voir page 72).

Masque au miel de thym ou de Manuka

Qui sont tous deux des miels réputés pour leurs propriétés cicatrisantes, antibactériennes et antiseptiques.

1. Appliquer le miel en couche épaisse à l'aide d'un pinceau.
2. Laisser poser 15 à 20 minutes.
3. Rincer à l'eau claire.

Utilisation : masque à réaliser deux fois par mois.

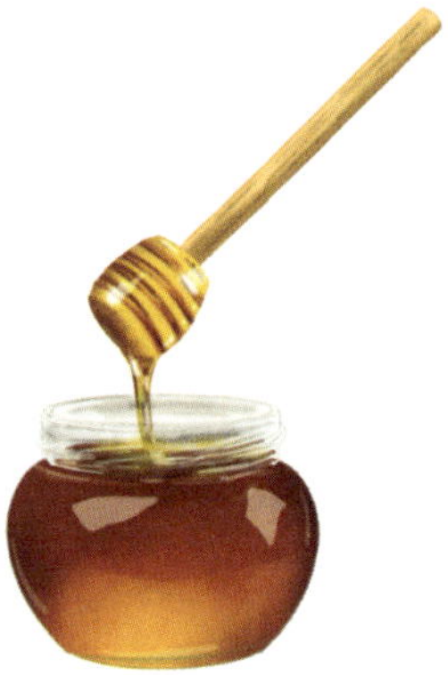

Pour assécher un bouton d'acné

Pensez au cataplasme d'argile. Appliquez en couche épaisse sur le bouton une noisette d'argile verte préalablement mélangée à de l'eau ou à un hydrolat. Retirez une fois la pâte séchée.

Sérum anti-acné

Pour adultes et adolescents, ce sérum est à base de différentes huiles végétales et huiles essentielles réputées pour leurs vertues anti-taches, assainisantes et anti-inflammatoires, pour dire adieu aux imperfections.

MATÉRIEL

- 1 balance de précision
- 1 entonnoir
- 1 flacon pipette en verre fumé de 30 ml

INGRÉDIENTS

- 15 ml d'huile végétale de nigelle
- 5 ml d'huile végétale de ricin
- 10 ml de gel d'aloe vera
- 4 gouttes de vitamine E
- 5 gouttes d'huile essentielle de *Tea tree*
- 10 gouttes d'huile essentielle de Manuka

PRÉPARATION

- Verser progressivement tous les ingrédients dans votre flacon pipette à l'aide de votre entonnoir.
- Agiter avant chaque utilisation.

UTILISATION

Faire chauffer quelques gouttes entre les doigts, et appliquer sur le visage en partant du bas vers le haut. Éviter le contour des yeux.

CONSERVATION

Le sérum anti-acné se conserve six mois au frigo.

Attention

Certaines huiles essentielles sont déconseillées aux femmes enceintes ou allaitantes, aux bébés de moins de 3 mois et aux personnes épileptiques. Bien vérifier les propriétés et contre-indications de chaque huile essentielle avant utilisation.

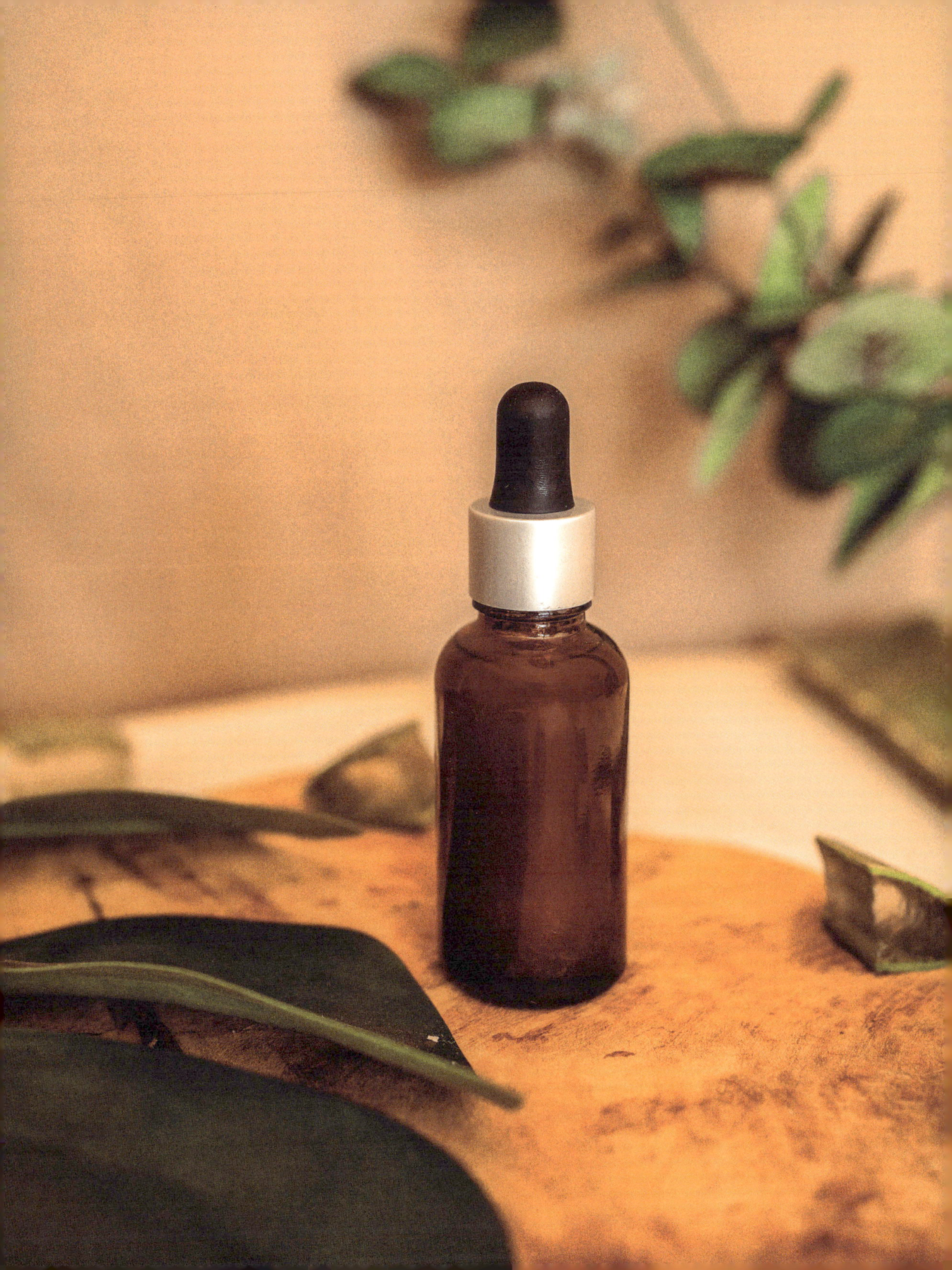

POUR
ALLER PLUS LOIN

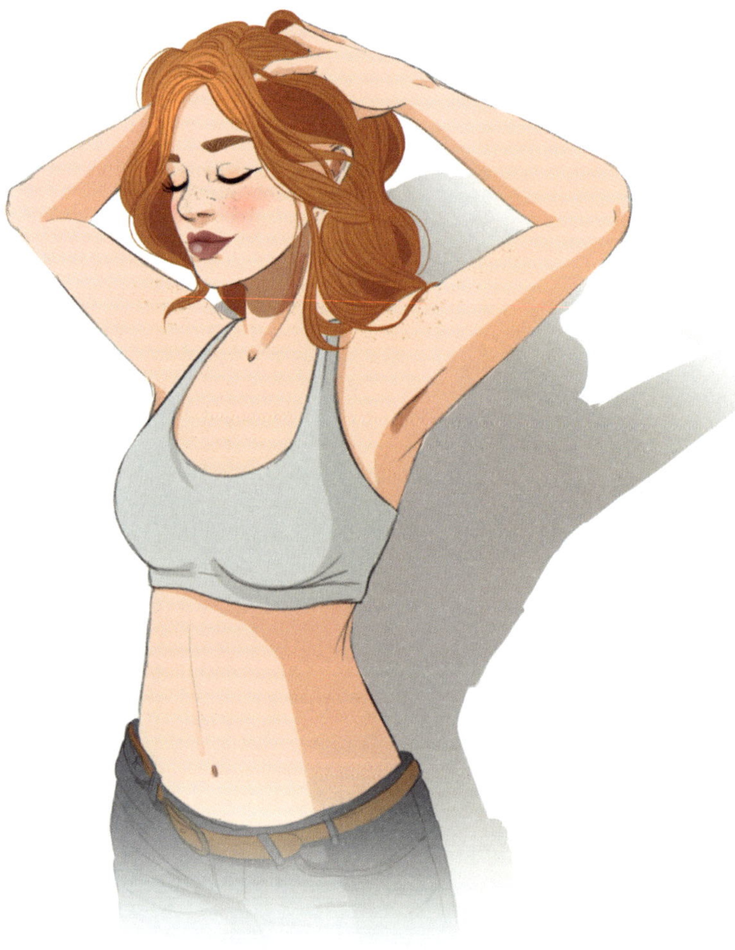

Tournez-vous vers la cosmétique zéro déchet en passant aux cosmétiques solides

Soyons clairs : le total zéro déchet en cosmétique n'existe pas à proprement parler puisque certains cosmétiques ont besoin de contenants. Mais ces derniers sont généralement des emballages en carton ou des contenants en verre, bien plus minimalistes et respectueux de l'environnement que les emballages plastiques.

Les avantages de la cosmétique zéro déchet solide :
• c'est écologique car ils limitent l'impact environnemental ;
• c'est économique car un produit zéro déchet solide dure plus longtemps qu'un cosmétique liquide ;
• les marques zéro déchet utilisent beaucoup d'ingrédients naturels bruts ;
• c'est consommer moins mais mieux.

Par exemple, vous pouvez remplacer :
• le gel douche liquide par un savon saponifié à froid ;
• le shampoing liquide par un shampoing solide ;
• l'après-shampoing liquide par un après-shampoing solide ou par un masque maison ;
• un déodorant bille par un déodorant solide ;
• une crème pour le corps par un baume nourrissant solide ;
• les cotons réutilisables par des cotons lavables ;

Et si vous ne souhaitez pas acheter des marques de cosmétiques solides zéro déchet, vous pouvez réaliser vos propres cosmétiques maison avec les ingrédients à disposition dans votre cuisine.
Par exemple, un gommage corps au marc de café, un démaquillant à l'huile de coco ou à l'huile d'olive, un déodorant au bicarbonate de soude...

Attention : l'huile de coco est très comédogène. Les peaux à imperfections doivent l'éviter.

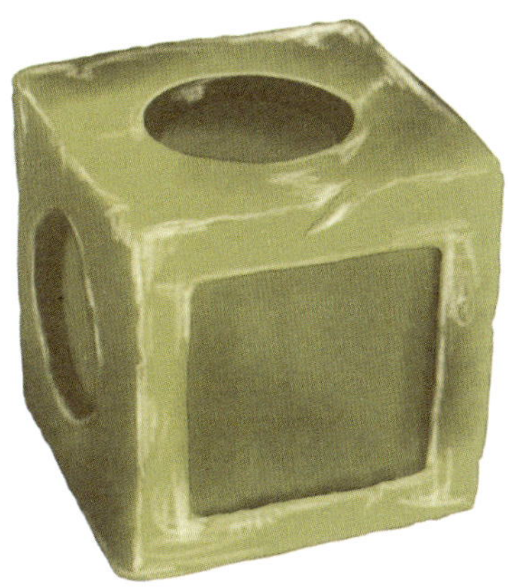

Optez pour un maquillage bio

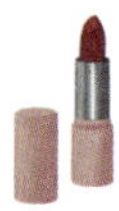

Adopter une routine naturelle, c'est bien ; combiner ce changement en troquant son maquillage conventionnel par du maquillage bio, c'est encore mieux. Choisir du maquillage bio, c'est aller jusqu'au bout de sa démarche pour le respect de sa peau.

Tout comme la cosmétique bio et naturelle, le maquillage bio est exempt de nombreuses substances nocives et/ou controversés (voir pages 113 et suivantes).

Les garanties d'un maquillage avec un label bio, c'est :
• 95 % minimum d'ingrédients naturels ;
• 95 % minimum d'ingrédients végétaux issus de l'agriculture bio ;
• 10 % minimum du total des ingrédients issus de l'agriculture bio.
Il y a beaucoup d'idées reçues sur le maquillage bio, qui ne serait pas sensoriel, qui serait *has been*, moins performant, plus cher, moins couvrant.

En 2021, ce n'est plus le cas. En effet, le secteur du maquillage bio a énormément progressé. L'offre est de plus en plus variée, efficace, sensorielle, abordable même pour les petites bourses.

Le maquillage bio concentre de nombreux avantages. Il est en effet :
• plus concentré en principes actifs ;
• véritable produit de soin ;
• *cruelty free* ;
• plus respectueux de l'environnement ;
• et comporte de nombreuses références vegan.

Complémentez-vous avec des compléments alimentaires

Actuellement, l'alimentation est plus pauvre en vitamines et en nutriments qu'auparavant. Pour la peau ou pour les cheveux, il peut être utile de vous supplémenter, surtout si vous souffrez de perte de cheveux, de problèmes de peau (acné, rougeurs), de fatigue, de stress, de sommeil…

Les précautions à prendre
Pour toute prise de complément alimentaire, l'Agence nationale de sécurité sanitaire de l'alimentation, de l'environnement et du travail (Anses) recommande :
• de signaler la prise de compléments à son médecin ;
• d'éviter la consommation concomitante de plusieurs compléments alimentaires ;
• d'éviter l'apport d'un même ingrédient par différentes sources (autre complément, médicament…) ;
• de privilégier les produits avec une formulation simple ;
• d'acheter ses produits auprès d'un circuit d'approvisionnement sûr.

Privilégiez des compléments alimentaires exempts de :
• composants animaux ;
• organisme génétiquement modifié (OGM) ;
• perturbateurs endocriniens ;
• nanoparticules ;
• dioxyde de titane ;
• solvants issus de la pétrochimie ;
• collagène bovin ou porcin ;
• conservateurs ;
• arômes synthétiques.

Notre aventure s'achève ici, j'espère que tous ces conseils vous aideront dans votre transition et vous permettront de mieux décrypter au quotidien les étiquettes des produits que vous achetez. Soyez patient envers vous-même, une transition ne se fait pas du jour au lendemain ; cela vous demandera du temps, des efforts, mais au final, votre corps et vos cheveux s'en porteront mieux.
Mon intention n'est pas de diaboliser la cosmétique conventionnelle pétrochimique, mais simplement de vous informer sur les potentiels dangers qui peuvent découler d'une utilisation à plus ou moins long terme de cosmétiques pétrochimiques, tout en vous accompagnant au mieux vers une beauté plus saine, respectueuse de votre peau et de vos cheveux.

Vous trouverez dans ce tableau de nombreux hydrolats, huiles, beurres végétaux, actifs et poudres pour vous guider dans la conception de vos soins, selon vos types de peau et de cheveux et les bienfaits que vous recherchez.

Huiles végétales | Hydrolats | Actifs | Beurres végétaux | Poudres ayurvédiques

Argiles | Poudres de plantes

LES INGRÉDIENTS	POUR QUELS TYPES DE PEAU/CHEVEUX	LEURS BIENFAITS
Huile végétale de figue de barbarie	Peaux matures, déshydratées	Anti-âge, régénérant, protecteur, émollient Soin des cicatrices et des vergetures
Huile végétale de rose musquée	Peaux matures, dévitalisées, à tendance atopique	Réparateur, régénérant, assouplissant Atténue les taches brunes, les rougeurs, les cicatrices, antirides
Huile végétale de jojoba	Tous types de peau Cheveux gras, secs à racines grasses, ternes et dévitalisés	Raffermissant, réparateur, calmant, nourrissant, régénérant, régulateur de sébum Protège contre la déshydratation, apporte brillance et souplesse aux cheveux
Huile végétale de carthame	Peaux sèches à très sèches, sujettes à des rougeurs, à tendance atopique, matures, fatiguées, relâchées Cheveux secs et très secs	Réparateur et restructurant, fluide et léger, gainant et antioxydant Atténue les poches et les cernes Nourrissant, soulage et protège de la déshydratation, stimule la croissance des cheveux et lutte contre la chute des cheveux
Huile végétale de noyau d'abricot	Peaux fatiguées, asphyxiées, dévitalisées	Tonifiant, antidéshydratation, émollient, régénérant
Huile végétale d'argan	Peaux sèches, matures, dévitalisées, à imperfection Cheveux secs, ternes et fatigués, colorés et méchés	Tonifiant et assouplissant, protecteur, nourrissant, réparateur Soin contour des yeux Apporte brillance aux cheveux
Macérât huileux de carotte	Peaux ternes, fatiguées	Antioxydant, assouplissant Apporte éclat et lumière, uniformise le bronzage
Huile végétale d'amande douce	Peaux sèches à très sèches, fragiles, sujettes à inconfort Cheveux secs, rêches, fourchus, frisés et crépus, colorés	Émollient, fortifiant, assouplissant, apaisant Atténue et prévient les vergetures Lutte contre la déshydratation et aide à éliminer les pellicules
Huile végétale de son de riz	Peaux matures, inconfortables Teint asphyxié, terne	Calmant, apaisant, antioxydant Atténue les poches et les cernes
Huile végétale d'avocat	Peaux sèches et dévitalisées, matures, délicates Cheveux ternes et secs	Réparateur et calmant, restructurant, régénérant, soin contour des yeux Atténue et prévient les vergetures Apporte brillance, souplesse et vigueur aux cheveux
Huile végétale de noisette (huile sèche)	Peaux mixtes à grasses, à tendance acnéique	Pénétrant, protecteur et réparateur Toucher sec et non comédogène
Huile végétale de macadamia	Peaux sensibles, fragiles, agressées, mixtes à grasses Cheveux colorés et abîmés	Réparateur, apaisant, protecteur Lutte contre la déshydratation, préserve les couleurs de cheveux Atténue les cicatrices et prévient les vergetures
Huile végétale de ricin	Peaux sensibles, à imperfection Cheveux secs, dévitalisés, ternes, fourchus, cassants Chute de cheveux	Adoucissant et réparateur Atténue et prévient les taches brunes et le masque de grossesse Stimulant et fortifiant capillaire, gaine et nourrit
Huile végétale de calophylle inophyle	Peaux à imperfection, sujettes aux rougeurs et aux inconforts	Apaisant, réparateur et régénérant cutané Active la circulation sanguine

LES INGRÉDIENTS	POUR QUELS TYPES DE PEAU/CHEVEUX	LEURS BIENFAITS
Huile végétale de camélia	Peaux sèches à très sèches, délicates, fatiguées Tous types de cheveux, en particulier cheveux secs et abîmés	Doux, assouplissant, hydratant, gainant et fortifiant Redonne à la chevelure du tonus et du volume
Huile végétale de nigelle	Peaux à problème, sèches, sensibles Cheveux secs et cassants, cuirs chevelus à problème	Apaisant, réparateur, assainissant, antioxydant, nourrissant et régénérant Revitalise, fortifie, assouplit et tonifie le cuir chevelu et les cheveux
Huile végétale de sésame	Peaux sèches, sujettes à inconfort, matures	Régénérant, assouplissant, hydratant, antioxydant
Huile végétale de bourrache	Peaux sèches, fatiguées, matures, fragiles, sensibles, à tendance atopique Cheveux ternes et mous	Régénérant, réparateur, calmant, apaisant et assouplissant Atténue et prévient les vergetures Apporte brillance aux cheveux et stimule la pousse
Huile végétale de chanvre (huile sèche)	Peaux matures, déshydratées, sèches, fatiguées Cheveux secs et cassants, mous et ternes, difficiles à coiffer	Anti-âge, régénérant, revitalisant, calmant, raffermissant et lissante Nourrit la fibre capillaire, améliore l'élasticité et le volume du cheveu, apporte brillance aux cheveux
Huile végétale de pépins de raisin (huile sèche)	Peaux matures, abîmées, grasses à mixtes Cheveux fins, secs, abîmés	Antioxydant, émollient, régulateur de sébum, nourrissant
Huile végétale de périlla	Peaux sensibles à tendance atopique, matures	Apaisant, restructurant et assouplissant
Huile végétale de cameline	Peaux sensibles, sèches, matures, squameuses, à tendance atopique Cheveux ternes, secs, cassants et abîmés, cuir chevelu irrité	Assouplissant, adoucissant, apaisant et régénérant Nourrit et apporte brillance aux cheveux Protège les cheveux fins et agressés (colorations, pollution, eau de mer...)
Huile végétale de noix du Brésil (huile sèche)	Peaux sèches et très sèches, irritées, matures Cheveux fins, secs et abîmés	Nourrissant, apaisant et pénétrant sans laisser de fini gras Apporte souplesse et douceur
Huile végétale de coton	Peaux sèches, déshydratées, délicates, sensibles Peaux matures et fatiguées	Assouplissant, régénérant, doux et velouté au toucher
Huile végétale de noix de coco	Peaux sèches à très sèches et abîmées Cheveux bouclés, frisés, afro, secs	Nourrissant, apaisant, doux Lisse la fibre capillaire
Huile végétale d'avoine	Peaux sèches à très sèches, délicates, sensibles et réactives, matures et dévitalisées, sujettes à inconfort Cheveux abîmés, secs, ternes, colorés, cuirs chevelus sensibles, irrités, sujets à démangeaison	Réparateur, nourrissant et restructurant Assouplit et adoucit, nourrit, gaine et fortifie les cheveux, protège la couleur des cheveux colorés grâce à sa teneur en antioxydants, apaise les cuirs chevelus sujets à inconfort, lutte contre la déshydratation
Macérât huileux de calendula	Peaux sèches, sujettes à l'inconfort et aux tiraillements, à tendance atopique, fragiles, réactives et délicates	Anti-inflammatoire, antioxydant, régénérant, adoucissant Apaise les peaux sensibles, apporte douceur et élasticité
Huile d'olive	Tous types de peau, en particulier les peaux irritées, sensibles, squameuses, réactives, matures et sèches Cheveux ternes et cuir chevelu irrité	Calmant, doux, émollient et nourrissant Apaise le cuir chevelu, protège les couleurs capillaires et prolonge leur brillance
Macérât huileux aloe vera	Peaux ternes, matures, fatiguées, déshydratées, sèches, manquant d'élasticité, irritées, sensibles Cheveux secs, ternes	Régénérant, illuminateur, assouplissant, revitalisant Nourrit les cheveux, améliore leur brillance et leur souplesse
Huile végétale d'onagre	Peaux matures, sensibles à tendance atopique Cheveux secs et dévitalisés	Anti-âge, adoucissant, revitalisant, apaisant

LES INGRÉDIENTS	POUR QUELS TYPES DE PEAU/CHEVEUX	LEURS BIENFAITS
Hydrolat de fleur d'oranger	Peaux normales à sèches, sensibles et délicates, ternes, matures	Apaisant, rafraîchissant, régénérant, éclaircissant, parfumant
Hydrolat de bleuet	Soins des yeux et contour des yeux (fatigués, gonflés, irrités...) Peaux relâchées et ternes, sensibles	Apaisant, décongestionnant, calmant, revitalisant, rafraîchissant, astringent, purifiant
Hydrolat de calendula	Tous types de peau, en particulier les peaux délicates, sensibles, irritées ou abîmées	Apaisant, réparateur, adoucissant Calme les petites irritations et les démangeaisons
Hydrolat d'eucalyptus	Peaux grasses et à tendance acnéique, matures et ridées	Antibactérien, antiseptique, rafraîchissant, antioxydant et stimulant Soulage les irritations au niveau des yeux
Hydrolat d'hamamélis	Tous types de peau, en particulier les peaux à tendance grasse sujettes aux imperfections, sensibles, irritées et délicates, ou à tendance atopique	Raffermissant, purifiant, tonique et apaisant Favorise la circulation, soulage les irritations de la peau et les rougeurs
Hydrolat de camomille romaine	Peaux sensibles et inconfortables	Apaisant, astringent et rééquilibrant Soulage le contour des yeux
Hydrolat de lavande fine	Peaux délicates, acnéiques Cuir chevelu gras	Rafraîchissant, apaisant, purifiant, revitalisant, astringent (excellent tonique pour toutes les peaux) Apaise les démangeaisons et atténue les petites imperfections de la peau
Hydrolat de lavande aspic	Peaux à tendance acnéique, à problème, délicates, irritées ou abîmées Cuir chevelu irrité, sujet aux démangeaisons	Purifiant, rafraîchissant, apaisant et réparateur Assainit la peau, calme les démangeaisons, apaise les peaux sujettes aux rougeurs, les coups de soleil Atténue les cicatrices et prévient les vergetures
Hydrolat de tilleul	Peaux sèches, sensibles, sujettes aux démangeaisons et aux inconforts Cuir chevelu irrité et fragile	Apaisant, calmant et tonifiant Nettoie et clarifie les peaux dévitalisées, illumine et éclaircit le teint
Hydrolat de menthe poivrée	Peaux sensibles sujettes aux rougeurs et aux inconforts, à problème Coups de soleil	Calmant, rafraîchissant, tonifiant, astringent, tonifiant, purifiant Nettoie les peaux à problème et atténue les rougeurs Soulage les coups de soleil, les démangeaisons, l'urticaire et le psoriasis
Hydrolat d'ylang-ylang	Peaux dévitalisées, ternes Cheveux dévitalisés	Revitalisant et tonifiant, soulage les dermatites psychosomatiques Stimule la pousse des cheveux et leur apporte brillance et vigueur, contre la chute de cheveux
Hydrolat de rose de mai	Tous types de peau, en particulier pour les peaux matures, sensibles, réactives	Antirides, rafraîchissant, apaisant, astringent. Tonifie la peau et calme les réactions allergiques
Hydrolat de ciste	Peaux sensibles et délicates, matures, à imperfection, à tendance acnéique et à imperfections	Purifiant, anti-âge, raffermissant et apaisant Resserre les pores dilatés et lutte contre les cernes et les poches
Hydrolat de rose de Damas	Peaux matures, réactives, sujettes aux rougeurs	Tonifiant, antirides, rafraîchissant, apaisant, parfumant
Hydrolat de géranium	Peaux sensibles, grasses, à tendance acnéique, ternes Cuir chevelu à tendance pelliculaire	Apaisant, anti-inflammatoire, purifiant, équilibrant, parfumant Redonne de l'éclat à la peau Apaise les coups de soleil, les peaux qui tirent, les piqûres d'insectes Atténue et prévient les vergetures

LES INGRÉDIENTS	POUR QUELS TYPES DE PEAU/CHEVEUX	LEURS BIENFAITS
Hydrolat de citron	Peaux mixtes à grasses, à tendance acnéique	Fortifiant, tonifiant et purifiant, éclaircissant, parfumant Atténue les taches
Hydrolat de romarin à verbénone	Peaux mixtes à tendance acnéique, matures Cuir chevelu à problème (irrité, gras, pellicules...)	Purifiant et tonifiant, astringent, équilibrant Redonne du tonus à la peau
Hydrolat de sauge sclarée	Peaux mixtes à grasses, matures, déshydratées Cheveux plats, ternes, mous et cuir chevelu gras	Astringent, purifiant, régulateur de sébum, tonique capillaire, régulateur de transpiration excessive Lutte contre la chute des cheveux
Hydrolat de cyprès	Peaux grasses, à tendance acnéique, inconfortables Cheveux fragilisés et cuirs chevelus irrités	Astringent, purifiant, raffermissant, tonifiant, équilibrant Atténue la cellulite
Hydrolat de thym	Peaux sensibles, mixtes à tendance acnéique Cheveux et cuir chevelu gras, ternes	Purifiant et équilibrant
Hydrolat de mélisse	Peaux sèches, sensibles, irritées, matures	Apaisant, adoucissant, purifiant Atténue et prévient les signes de l'âge
Hydrolat d'achillée millefeuille	Peaux à problème, à tendance acnéique, mixtes à grasses	Apaisant, revitalisant, purifiant, équilibrant En soin des petites coupures
Hydrolat d'hélichryse italienne	Peaux sensibles, irritées, à tendance acnéique, sujettes aux allergies	Apaisant, revitalisant, astringent Atténue les rougeurs, les cernes et les poches sous les yeux, soulage l'eczéma, atténue la cellulite
Hydrolat de *tea tree* (arbre à thé)	Peaux à tendance acnéique, en manque de vitalité	Purifiant Revigore les peaux ternes
Hydrolat de laurier	Peaux mixtes, grasses, à tendance acnéique Cheveux cassants	Purifiant, astringent, rafraîchissant et antiseptique Lutte contre la chute des cheveux
Hydrolat de pamplemousse	Peaux mixtes et grasses, à tendance acnéique Chute de cheveux	Purifiant et astringent, tonifiant du cuir chevelu, raffermissant, parfumant Favorise l'élimination de l'eau et le déstockage des graisses
Mousse de babassu	Tous types de peau	Excellent pouvoir moussant, adoucissant pour la peau
Glycérine végétale	Tous types de peau, en particulier les peaux sèches et déshydratées Soins pour cheveux texturés	Hydratant, humectant et adoucissant
Gomme de xanthane	Tous types de peau Tous types de cheveux	Gélifie les préparations, apporte un toucher doux et soyeux Gélification à froid comme à chaud
Actif cosmétique urée	Peaux sèches à très sèches, déshydratées et rugueuses, à tendance atopique, sujette aux comédons, aux taches cutanées Teints ternes ou irréguliers	Hydratant et pénétrant Aide à éliminer les squames et les cellules mortes
Gélisucre	Tous types de peau	Hydratant Émulsifiant liquide doux, utilisable à froid ou à chaud (80 °C maximum)
Caprylis	Tous types de peau	Émollient, pénétrant
Émollient dicaprylyl carbonate	Tous types de peau	Agent de toucher Toucher velouté, pénétrant
Substitut végétal de lanoline	Tous types de peau	Assouplissant, émollient, humectant, adoucissant, anti-âge
Coco silicone ou coco caprylate	Tous types de peau	Toucher doux et soyeux, émollient Pénètre rapidement sans laisser de film gras

LES INGRÉDIENTS	POUR QUELS TYPES DE PEAU/CHEVEUX	LEURS BIENFAITS
Actif cosmétique acide hydroxyacétique (AHA)	Peaux grasses à imperfection, aux taches cutanées, matures et ridées Teint irrégulier, ternes Cheveux ternes	Kératolytique : effet « peeling » Réduit les rides, purifie, stimule le renouvellement cellulaire, atténue les taches cutanées, uniformise le teint, purifie la peau (élimination des surplus de sébum et des cellules mortes) Apporte brillance aux cheveux
Acide hyaluronique	Peaux matures, déshydratées	Repulpant, anti-âge et hydratant
Actif vitamine C	Peaux matures	Anti-âge, antioxydant Atténue et prévient des taches pigmentaires
Gel d'aloe vera	Peaux sèches, fragiles, irritées	Apaisant, adoucissant et régénérant
Actif algo zinc	Peaux mixtes à grasses, sensibles	Apaisant, purifiant
Actif céramides végétales	Peaux sèches et déshydratées Cheveux colorés, décolorés, méchés, permanentés, défrisés… Cheveux bouclés à crépus, secs à très secs, ternes, cassants	Réparateur, protecteur, fortifiant, gainant Lutte contre la déshydratation
Acide salicylique végétal	Peaux à imperfection, à tendance grasse, ternes, irrégulières, sujettes à inconfort Peaux rugueuses, à callosités Cheveux gras et cuir chevelu squameux	Purifiant, apaisant, lissant et régénérant. Stimule le renouvellement cellulaire, aide à débarrasser la peau des cellules mortes qui bouchent les pores, « désincruste » les pores, aide à lutter contre les points noirs et resserre les pores Lutte contre le vieillissement cutané et les rides, les taches brunes et pigmentaires Lutte contre les poils incarnés Antipelliculaire
Charbon végétal	Peaux soumises à la pollution, au stress, à tendance acnéique	Absorbant et détoxifiant puissant, purifiant-Capte les polluants et toxines qui s'accumulent au niveau de la peau : polluants environnementaux, résidus chimiques issus de produits cosmétiques, toxines excrétées par la peau
Collagène végétal	Peaux sèches, sujettes à inconfort, matures Cheveux fins	Filmogène, adoucissant et protecteur, lutte contre la déshydratation, épaississant, gainant, protecteur Apporte douceur, souplesse et élasticité à la peau
Enzymes naturelles	Peaux mixtes, grasses ou à tendance acnéique, sensibles, ternes	Nettoyant et purifiant Effet peeling doux sans grain, élimine l'excès de sébum et favorise l'équilibre séborrhéique
Phytokératine	Peaux sèches, matures Cheveux fins et ternes, secs et déshydratés, abîmés, colorés ou permanentés	Lutte contre la déshydratation, fortifiant-Donne un toucher doux et souple à la peau, apporte brillance aux cheveux Prévient les fourches
Protéines de soie	Peaux sèches, matures, fins et ternes Cheveux secs et déshydratés, abîmés, colorés ou permanentés	Gainant et lissant Améliore et maintient l'hydratation cutanée et des cheveux, rend la peau et les cheveux doux, soyeux et brillants Prévient les fourches
Protéines de riz	Peaux sèches et déshydratées, matures, sensibles Cheveux fins, mous, sans volume, secs et déshydratés Cheveux colorés ou permanentés	Gainant, fortifiant capillaire, volume, prévient les fourches Améliore et maintient l'hydratation cutanée et celle des cheveux, donne un toucher doux et souple à la peau, prévient le vieillissement cutané
Provitamine B5	Peaux sensibles ou sujettes à inconfort, à imperfection Tous types de cheveux, en particulier les cheveux cassants, abîmés Cuirs chevelus sensibles	Réparateur, apaisant, lutte contre la déshydratation,fortifiant capillaire, gainant Rend les cheveux plus forts, plus brillants et plus faciles à coiffer, sans les graisser ou les alourdir, participe à la croissance du cheveu
Squalane	Peaux sèches et déshydratées Cheveux secs et déshydratés Cheveux colorés, lissés, défrisés…	Émollient, réparateur, lutte contre la déshydratation Excellente affinité avec la peau, toucher sec et soyeux

LES INGRÉDIENTS	POUR QUELS TYPES DE PEAU/CHEVEUX	LEURS BIENFAITS
Beurre de karité	Peaux sèches, matures, ridées, abîmées, à probèmes (psoriasis, eczéma) Cheveux secs et abîmés	Hydratant, cicatrisant, assouplissant Protecteur de la peau, prévient les vergetures, atténue les cicatrices, calme les brûlures et les plaies mineures
Beurre de cacao	Peaux normales, sèches, sensibles, matures, ridées, abîmées Cheveux secs, ternes, abîmés, crépus	Nourrissant, protecteur, apaisant, antioxydant, régénérant cutané
Beurre de mangue	Peaux sèches, matures, ridées, abîmées Cheveux secs, ternes, abîmés, crépus	Protecteur et apaisant, émollient, adoucissant, assouplissant, antioxydant
Beurre d'olive	Peaux sèches et déshydratées, sujettes aux irritations, aux agressions (froid, soleil, vent...), matures	Nourrissant, protecteur, émollient, antioxydant Prévient la déshydratation et les vergetures
Beurre d'amande	Peaux sèches et déshydratées, irritées, abîmées, agressées (froid, soleil, vent...), matures Cheveux secs, abîmés, fourchus, frisés et crépus	Nourrissant, apaisant, antioxydant, protecteur Bonne stabilité à l'oxydation
Beurre d'avocat	Peaux sèches et déshydratées, peaux sensibilisées, abîmées, agressées (froid, soleil, vent...), matures Cheveux secs, abîmés, fourchus, frisés et crépus	Nourrissant, protecteur, gainant, émollient, apaisant, antioxydant, lutte contre la déshydratation
Poudre d'amla	Peaux ternes et dévitalisées, matures	Tonique, anti-âge Favorise la pousse et ralentit la chute des cheveux Facilite la coloration sur cheveux foncés
Poudre de neem	Peaux mixtes, grasses et à tendance acnéique, à tendance atopique et sujettes aux allergies Cheveux à tendance pelliculaire, cuir chevelu sujet à démangeaison	Purifiant, astringent, assainissant, détoxifiant et apaisant Régule l'excès de sébum
Poudre de shikakai	Cheveux emmêlés, ternes, fatigués Cheveux colorés, notamment avec les colorations végétales	Lave les cheveux et le cuir chevelu en douceur, redonne brillance et force aux cheveux, favorise la pousse des cheveux, limite la formation des pellicules
Poudre de reetha	Peaux mixtes, grasses, à tendance acnéique, sensibles aux tensioactifs, matures Cheveux à tendance grasse ou mixte Cuirs chevelus sensibles ou réactifs aux tensioactifs, sujet aux pellicules	Moussant, riche en composés antioxydants, apaisant. Nettoie et purifie la peau et les cheveux en douceur, lutte contre les pellicules, apporte brillance et souplesse aux cheveux
Poudre de sidr	Peaux à problème à tendance acnéique, sujettes aux démangeaisons Tous types de cheveux et cuirs chevelus délicats, sujets aux démangeaisons	Astringent, nettoyant, calmant, nettoyant, astringent, purifiant S'utilise pour soulager les peaux à problème, calme les peaux et cuirs chevelus sujets aux démangeaisons, ne fonce pas les cheveux clairs
Poudre de Brahmi	Tous types de peau Tous types de cheveux, en particulier les cheveux fins et sans volume, ternes	Tonique et anti-âge, apaisant, tonifiant Illumine le teint et prévient des effets du vieillissement, soulage les peaux à problème et le cuir chevelu à tendance pelliculaire, apporte épaisseur aux cheveux
Poudre de Kachur Sugandhi	Peaux à tendance acnéique, à imperfetion Tous types de cheveux, en particulier les cheveux fins, ternes, mous, sans volume, fragiles, cassants, abîmés. Cuirs chevelus sensibles, irrités	Apaisant, réparateur, revitalisant, purifiant Nettoie les peaux à imperfection, riche en composés phénoliques (antioxydants puissants), active la pousse des cheveux, rend les cheveux plus épais, brillants, ne fonce pas les cheveux clairs
Poudre d'hibiscus	Peaux matures, sèches, fatiguées, ternes, stressées, sensibles Cheveux ternes, fragiles, fins et cuir chevelu à tendance capillaire Colorations capillaires végétales, en association avec des hennés	Soutient l'hydratation et adoucit la peau, stimule la régénération de la peau grâce à sa teneur en acides de fruits Fortifie le cheveu et apporte de la brillance, accentue les reflets acajou, stimule la pousse des cheveux et lutte contre la chute des cheveux, prévient l'apparition des pellicules et pointes fourchues, colorant pourpre intense

LES INGRÉDIENTS	POUR QUELS TYPES DE PEAU/CHEVEUX	LEURS BIENFAITS
Poudre d'orange	Peaux grasses et à tendance acnéique, ternes, fatiguées Tous types de cheveux, en particulier les cheveux ternes, fatigués, rêches, épais	Astringent, tonifiant, fortifiant Nettoie la peau en profondeur, débouche les pores et élimine les cellules mortes, affine le grain de peau Stimule le cuir chevelu, apporte brillance et douceur aux cheveux, facilite le démêlage Soin capillaire parfumant
Poudre de rose de Damas	Tous types de peau, en particulier les peaux matures, sensibles et délicates Tous types de cheveux	Tonique, régénérant, apaisant, parfumant Améliore et entretient l'élasticité de la peau, soulage les peaux tiraillées
Poudre de tulsi	Peaux mixtes, sujettes aux démangeaisons Tous types de cheveux, en particulier les cheveux ternes, dévitalisés, gras	Purifiant, matifiant, apaisant, détoxifiant Nettoie les cheveux, les débarrasse des toxines et des impuretés et les revigore, calme les piqûres d'insectes et de moustiques Apaise le cuir chevelu et aide à lutter contre les pellicules
Poudre de Kapoor Kachli	Tous types de cheveux, en particulier les cheveux ternes et fatigués	Riche en antioxydants et stimulant. Tonifie le cuir chevelu et favorise la pousse des cheveux, renforce l'éclat des cheveux en les rendant plus épais et plus brillants, facilite le démêlage, lissant et parfumant
Poudre de fénugrec	Peaux grasses, à tendance acnéique, matures Cheveux fins et sans volume, fatigués, mous	Riche en antioxydants, apaisant, astringent Aide à prévenir des signes du vieillissement prématuré de la peau, soulage les peaux délicates, stimule la pousse des cheveux et lutte contre leur chute, renforce et gaine les cheveux grâce aux mucilages, apporte volume et brillance aux cheveux
Argile blanche	Peaux délicates et sensibles, sèches et déshydratées, sujettes à inconfort Tous types de cheveux et cuirs chevelus	Absorbant, matifiant, réparateur, adoucissant, très doux, nettoyant Purifie et assainit la peau en douceur
Argile verte	Peaux normales à grasses, à tendance acnéique Cheveux mixtes à gras	Très absorbant et adsorbant, détoxifiant, décongestionnant, nettoyant Nettoie, purifie et assainit la peau
Argile rouge	Peaux sensibles et délicates, sujettes aux rougeurs, réactives Cheveux bruns et roux	Nettoyant et purifiant, adsorbant et détoxifiant, absorbant et matifiant, stimulant et tonique, effet bonne mine
Argile jaune	Peaux sensibles et délicates, normales à grasses, sujettes aux rougeurs Tous types de cheveux et cuirs chevelus	Nettoyant et purifiant, absorbant et matifiant,stimulant et tonique, effet bonne mine Atténue les taches de pigmentation
Argile rose	Peaux sensibles, réactives et fragiles, ternes Tous types de cheveux et cuirs chevelus	Nettoyant, purifiant, absorbant, matifiant, réparateur, effet bonne mine et tonifiant Très doux, adapté aux cuirs chevelus sensibles
Argile violette	Tous types de peau, en particulier les peaux sèche et déshydratées, ternes Tous types de cheveux et cuirs chevelus	Purifiant, assainissant, absorbant, matifiant, apaisant cutané
Rhassoul	Peaux mixtes à grasses, sensibles et réactives, à tendance acnéique, points noirs Cheveux mixtes à gras Cheveux mous, fins, sans volume	Purifiant et désincrustant, forte capacité d'absorption, adoucissant Nettoyant et dégraissant doux, n'irrite pas les glandes sébacées, aide à décongestionner Apporte du volume aux cheveux
Poudre de guimauve	Peaux sensibles et délicates, sèches, déshydratées, sujettes aux démangeaisons Cheveux secs, abîmés et cuir chevelu à problème (pellicules, démangeaisons, irritations) Cheveux ondulés, frisés, crépus, afro	Apaisant, adoucissant, émollient, régénérant Favorise la revitalisation des peaux sensibilisées, apaise les cuirs chevelus sensibles, sujets aux démangeaisons, nourrit les cheveux et leur apporte volume et brillance, facilite le démêlage des cheveux, adoucit, gaine et protège les cheveux grâce à sa richesse en mucilages qui forment un gel aqueux qui protège et hydrate la couche supérieure de l'épiderme
Spiruline	Peaux à imperfection, acnéiques, matures et ternes	Assainissante, antioxydante, purifiante, antirides, illuminatrice, détoxiquante Fortifie et stimule la croissance des cheveux, lutte contre les pellicules

LES INGRÉDIENTS	POUR QUELS TYPES DE PEAU/CHEVEUX	LEURS BIENFAITS
Henné neutre	Tous types de cheveux, en particulier les cheveux fins sans volume, mous, fatigués, aux racines grasses	Renforce la fibre capillaire, apporte de la tenue aux cheveux, régule le sébum, rend les cheveux souples et brillants, apaise et assainit le cuir chevelu, et prévient l'apparition des pellicules
Centella asiatica	Peaux sensibles et délicates, abîmées, à problème, matures, ternes	Puissant revitalisant et régénérant cutané, riche en antioxydants qui aident à lutter contre les signes de l'âge, tonifie et raffermit les tissus
Moringa	Peaux ternes, en manque de vitalité, à imperfection, matures (préventif), sèches ou déshydratées	Purifiant et astringent Riche en antioxydants, la poudre de moringa aide à lutter contre les dommages liés aux radicaux libres, ce qui en fait un atout précieux pour prévenir et atténuer les signes du vieillissement cutané, améliore l'hydratation et renforce l'action de la barrière cutanée, riche en provitamine A, qui permet de maintenir une peau souple et élastique
Ortie	Peaux à imperfection Cheveux fatigués, ternes, dévitalisés, gras et mous	Fortifiant capillaire naturel, l'ortie piquante apporte les minéraux et vitamines nécessaires pour renforcer les cheveux et leur rendre leur beauté naturelle, aide à combattre la chute des cheveux, régule le sébum pour les cheveux gras et apaise les états pelliculaires
Riz	Peaux mixtes et grasses Cheveux gras	Agent épaississant, texturant pour les produits aqueux Donne un toucher très doux aux mélanges poudreux, a un effet matifiant utile comme base pour réaliser des masques avec les poudres de plante, apporte de la texture et de la cohésion au masque et améliore l'adhérence et la tenue sur la peau, tout en permettant d'éliminer le masque par « gommage » après séchage.
Bardane	Peaux à tendance acnéique, à tendance atopique, mixtes à grasses, irritées et sensibles Cuirs chevelus gras, sensibles sujets aux démangeaisons, excès de sébum	Purifiant et tonique cutané,astringent Apaisant cutané et capillaire, nettoyant Équilibre la production de sébum, apaise les cuirs chevelus sujets aux inconforts et aux démangeaisons, équilibre la production de sébum
Avoine	Peaux à tendance atopique, réactives, sensibles, sujettes aux démangeaisons, matures	Émollient, très doux Calme les peaux sujettes aux démangeaisons et irritations, adoucit les peaux sensibles et délicates, accélère la cicatrisation et la régénération de la peau, assouplit la peau et aide à en maintenir l'hydratation, apaise les peaux sujettes à rougeurs, améliore l'élasticité de la peau et aide à prévenir les signes du vieillissement cutané, laisse un toucher très doux et mat sur la peau Adapté aux bébés et jeunes enfants
Poudre d'aloe vera	Tous types de peau, en particulier les peaux sèches, sujettes à inconfort, dévitalisées, ternes, à imperfection et à tendance acnéique, sensibles, délicates, matures, ridées à taches brunes Cheveux secs, abîmés, ternes et cuir chevelu sensible	Nutritif, réparateur, hydratant cutané et capillaire, apaisant cutané, antioxydant, tenseur astringent, rééquilibrant, gainant et purifiant Réputé pour atténuer les taches brunes et retarder leur apparition, apaise et régénère les cuirs chevelus sensibles Soin après-soleil
Arrow-root	Peaux mixtes et grasses Cheveux gras	Matifiant, épaississant, absorbant et purifiant Apporte un toucher soyeux à la peau, régule la transpiration
Poudre de thé vert	Peaux sèches, normales et mixtes, fatiguées, ternes (pollution, UV, stress…), sensibles, irritées, matures Cheveux ternes, cuirs chevelus sensibles et gras	Astringent, tonifiant cutané et capillaire grâce à sa richesse en tanins, apaisant Riche en antioxydants puissants, lutte efficacement contre les signes de l'âge, les cernes et les yeux fatigués.

Remerciements

Ici s'achèvent plusieurs mois d'écriture, de remise en question, de doute, de stress, d'excitation. Une aventure incroyable que je n'aurais jamais pensé vivre un jour.

Merci à Céline, mon illustratrice, et Roxane, ma photographe, qui m'ont suivie dans cette aventure.

Merci aux Éditions La Plage de m'avoir accompagnée sur ce projet.

Une pensée toute particulière à ma maman qui, de là où elle est, doit être sacrément fière de sa « poulette » J'aurais tellement aimé pouvoir partager cette aventure avec elle !

Finalement, si je n'avais pas été confrontée à un énorme problème de peau après son décès, je n'aurais peut-être jamais pris conscience de tout ce que je partage maintenant sur Instagram et dans ce livre. Merci à tous mes abonnés sur les réseaux sociaux et sur mon blog pour leur confiance et leur soutien au quotidien, et sans qui je n'en serais pas là non plus à l'heure actuelle.

Et bien sûr, merci à toi qui a acheté ce livre ☺️

Retrouvez toutes nos nouveautés et actualités sur www.laplage.fr
Écrivez-nous :
• Pour toute demande ou réclamation : info@laplage.fr
• Pour envoyer vos manuscrits : edition@laplage.fr

58, rue Jean Bleuzen – 92178 Vanves cedex
Dépôt légal : octobre 2021
NUART : 3524429
ISBN : 978-2-84221-920-8

Direction éditoriale : Céline Le Lamer
Suivi éditorial : Wendy Gobin
Conception graphique : Nicolas Gallois
Mise en page : SKGD-Création
Relecture : Anne Lohéac et Jade Freslon pour la partie « Identifiez les composants controversés »
Fabrication : Cécile Alexandre-Tabouy
Responsable marketing et communication : Charlotte Couture (ccouture@laplage.fr)
Responsable partenariats : Dana Lichiardopol (dlichiardopol@hachette-livre.fr)

Toutes les photographies sont de © Roxane De Almeida (ou @roxane.dealmeida sur les réseaux sociaux)
Toutes les illustrations sont de © Céline C. Chaverot/C comme Line (ou @c.comme.line sur Instagram)

Les deux encarts « cheveux crépus » en pages 42 et 43 sont de © Jade Freslon (ou @belledemain sur les réseaux sociaux)

Imprimé en Espagne sur du papier certifié sans chlore issu de forêts gérées durablement, avec des encres végétales sur les presses de Gráficas Estella, un imprimeur reconnu pour ses pratiques respectueuses de l'environnement.

PAPIER À BASE DE FIBRES CERTIFIÉES

La Plage s'engage pour l'environnement en réduisant l'empreinte carbone de ses livres. Celle de cet exemplaire est de : 1,3 kg éq. CO_2

Achevé d'imprimer en octobre 2021